# 貧血と血液の病気

# まえがき

血液は、私たちの体の中できわめて大切な働きをしています。血液が万全の状態で働くことが、健康を維持するうえで欠くことができないのです。血液の重要性は誰でも知っていると思いますが、血液がどういうものから構成されているのか、あるいは、構成成分のそれぞれの役割などについては、案外知らない人が多いのではないでしょうか。

血液が異常になる病気はたくさんありますが、貧血は血液の病気の中でも最もポピュラーなものです。貧血になると、疲れやすくなったり、少し走っただけでもハアハア息が切れたりします。貧血は、血が薄いことを意味していますが、原因はさまざまです。貧血は女性に多いことでも知られています。貧血は原因によって治療法が異なります。正しく診断し、適切に治療することが、健康を保つうえで大切なことは言うまでもありません。

血液病以外の他の臓器の病気によっても、血液のデータに異常が現れることがあります。血液検査という比較的簡単な方法によって、健康状態を知ることができるのです。

この本では、各種の貧血について、その原因や治療法などについて具体的に説明しました。貧血以外の血液の病気や血液に関するトピックスについてもわかりやすく解説することを心がけました。血液検査によって、病気を予防したり、早期に発見したりすることにも触れています。

この本が、貧血に悩む多くの人をはじめとして、血液疾患の患者さんやご家族の皆さんの参考になることを期待しています。血液のこと、あるいは血液の病気について関心のある方々にも参考になれば幸いです。

浦部 晶夫

# 貧血と血液の病気　目次

## 第2章　血が少ないということ

## 第3章 血が多い病気

# 第1章
# 血液のしくみと働き

# 血液とはいったい何でしょうか?

私たちの体を傷つけると、赤い血が出ます。これは、私たちの体の中には、すみずみにまで血液がいきわたっているからです。血液は血管とよばれる管の中を流れています。太い管から細い管が枝分かれし、細い管からさらに細い管が枝分かれして、最後は糸よりも細い毛細血管になって、体の中のすみずみに血液を送り届けます。

血すなわち血液とは、血管の中を流れている赤い液状のものです。血液の量は体重の約十二分の一ですので、体重六〇キログラムの人では、約五リットルです。

手首に指を触れると、脈を数えることができます。心臓がポンプの役目をして、体の中のすみずみにまで血液を送っているため、心臓が送り出している血液の流れのリズムを、脈拍として数えることができるからです。血液は、心臓の働きによって全身の血管を循環します。

血液は血漿(けっしょう)とよばれる黄色い液体と、血球あるいは血液細胞とよばれる小さな細胞とが混ざったものです。血球には赤血球、白血球、血小板の三種類があります。血液が赤い色をしているのは、血球の中の赤血球という赤い色をした細胞の数が多いからです。

血液を注射器でとることを採血といいますが、採血して試験管に入れておくと、固まってしまいます。採血した血液が固まらないように、抗凝固剤という薬品を加え、試験管に入れて立てておくと、下の赤い層と上の黄色い層に分かれます。赤い層と黄色い層の中間に、灰色をした薄い層もできます。

赤い層は赤血球が集まったもので、灰色の層には白血球と血小板が集まっています。上の黄色い層が、血漿とよばれる部分です。

## 心臓は血液を全身に送り出す〝ポンプ〟

心臓は、胸の中央部の胸骨の内側にあり、心房と心室から成り立っています。

心房は心房中隔によって右心房と左心房に分けられ、心室は心室中隔によって右心室と左心室に分けられています。

左心室の収縮によって、血液は大動脈を通って全身に送り出されます。動脈から毛細血管を経て静脈に移行した血液は、上大静脈と下大静脈という二つの大静脈を通って、右心房に戻ります。右心房に戻った血液は右心室に入り、右心室から肺動脈を通って、肺に送り出されます。

肺では二酸化炭素を放出して、再び酸素を取り込みます。肺を循環して酸素を結合した血液は、肺静脈を通って左心房に戻ります。左心房に戻った血液は左心室に入り、左心室の収縮によって大動脈へと送り出されるのです。

心臓と血液循環
（血のめぐり）

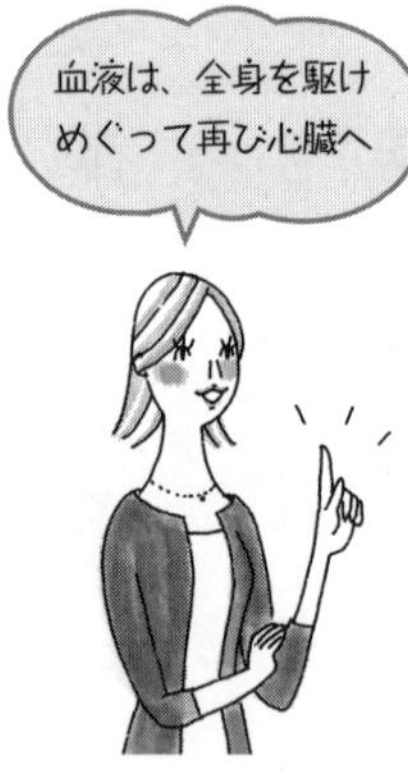


（点を打ったところは動脈血が流れ、打ってないところは静脈血が流れる）

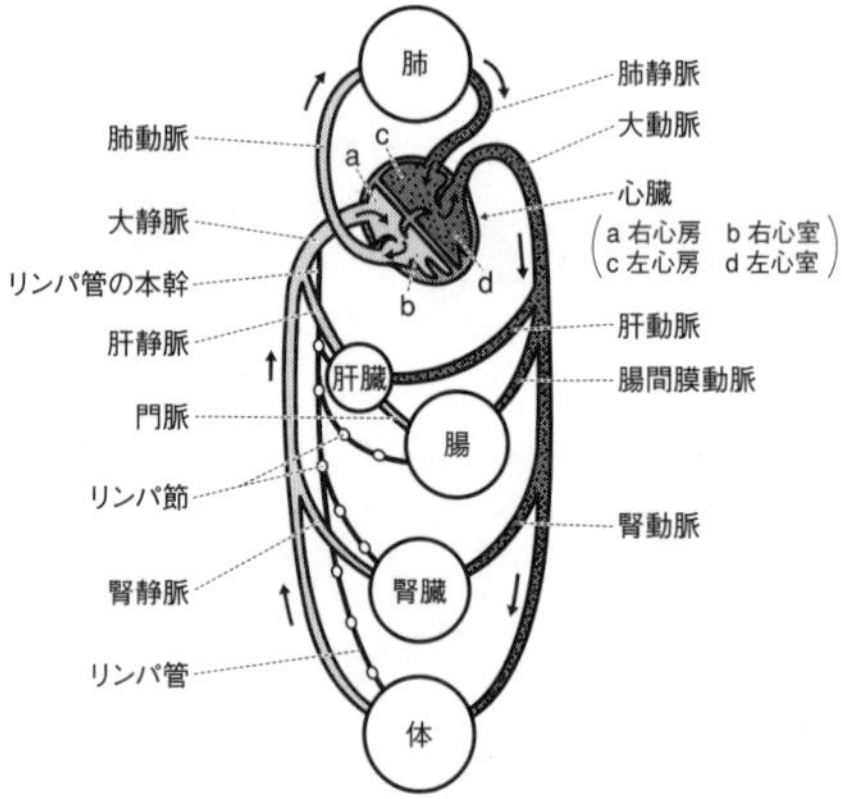

心房と心室の間と、心室と動脈の間には弁が存在していて、血液の逆流を防いでいます。右心房と右心室の間には三尖弁があり、右心室と肺動脈の間には肺動脈弁があります。これに対して、左心房と左心室の間には僧帽弁があり、左心室と大動脈の間には大動脈弁があります。

心臓は通常、規則正しく拍動しています。心臓の拍動は、心臓の収縮によるもので、収縮のたびに血液を動脈へと送っているのです。心臓の拍動は、手を左の胸に当てて感じることができますし、手首などの脈を触れることによっても感じられます。

心臓の構造

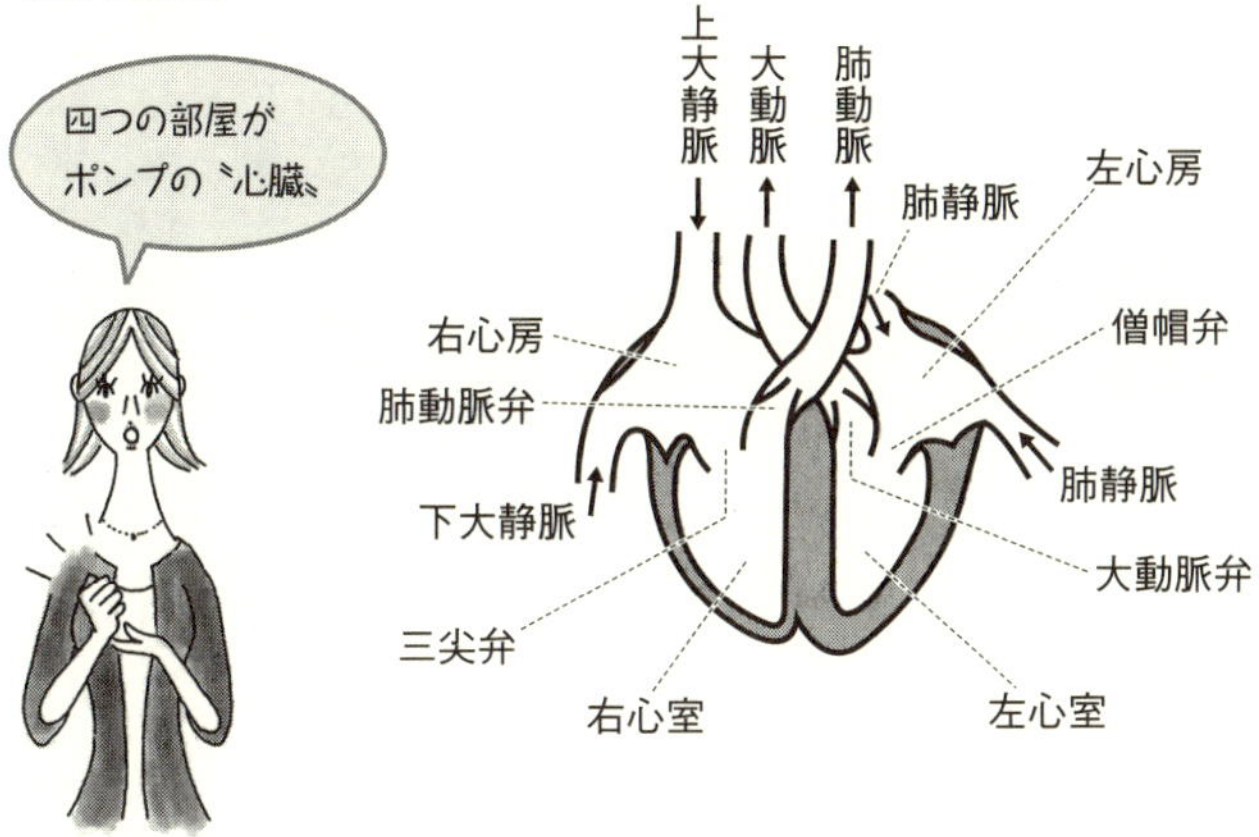

右心房の壁には洞房結節[*1]というところがあり、心臓が規則正しく収縮する源となっています。洞房結節が活動電位を自律的に規則正しく発生し、この電位が刺激伝導系とよばれる細胞を通って心房および心室に伝えられ、心室の収縮が起こるのです。洞房結節がペースメーカーとして働いて心臓が規則正しく収縮するのですが、洞房結節による自律的な電位の発生の、一分間あたりの回数が心拍数となるのです。

＊1　右心房と上大静脈の接合部にある楕円形をした組織で、大きさは二〇×二ミリメートル程度

## 血液は何からできているのでしょうか？

血液が、血球（血液細胞）と血漿からできていることは説明しました。血球には、赤血球、白血球、血小板の三種類があります。赤血球は、中央がくぼんだ円盤のような形の赤い色をした細胞です。白血球には、好中球、好酸球、好塩基球、単球、リンパ球が含まれています。白血球は球状で、中に核があります。

白血球の中に核があるのは、ちょうど桃の実の中に種があるのと似た形をしています。血小板は小さくて不規則な形で、ちょうどパンを小さくちぎったパンくずに似た形をしています。

白血球のうち、好中球、好酸球、好塩基球をまとめて、顆粒球とよんでいます。顆粒球とよぶのは、細胞の細胞質の中に顆粒があるからです。細胞質というのは、細胞の核以外の部分のことです。白血球や血小板にはほとんど色はないのですが、標本をつくって染色液で染めると、顕微鏡ではっきりと見ることができます。

血漿は、黄色の液体です。血液に抗

血液細胞（血球）の形

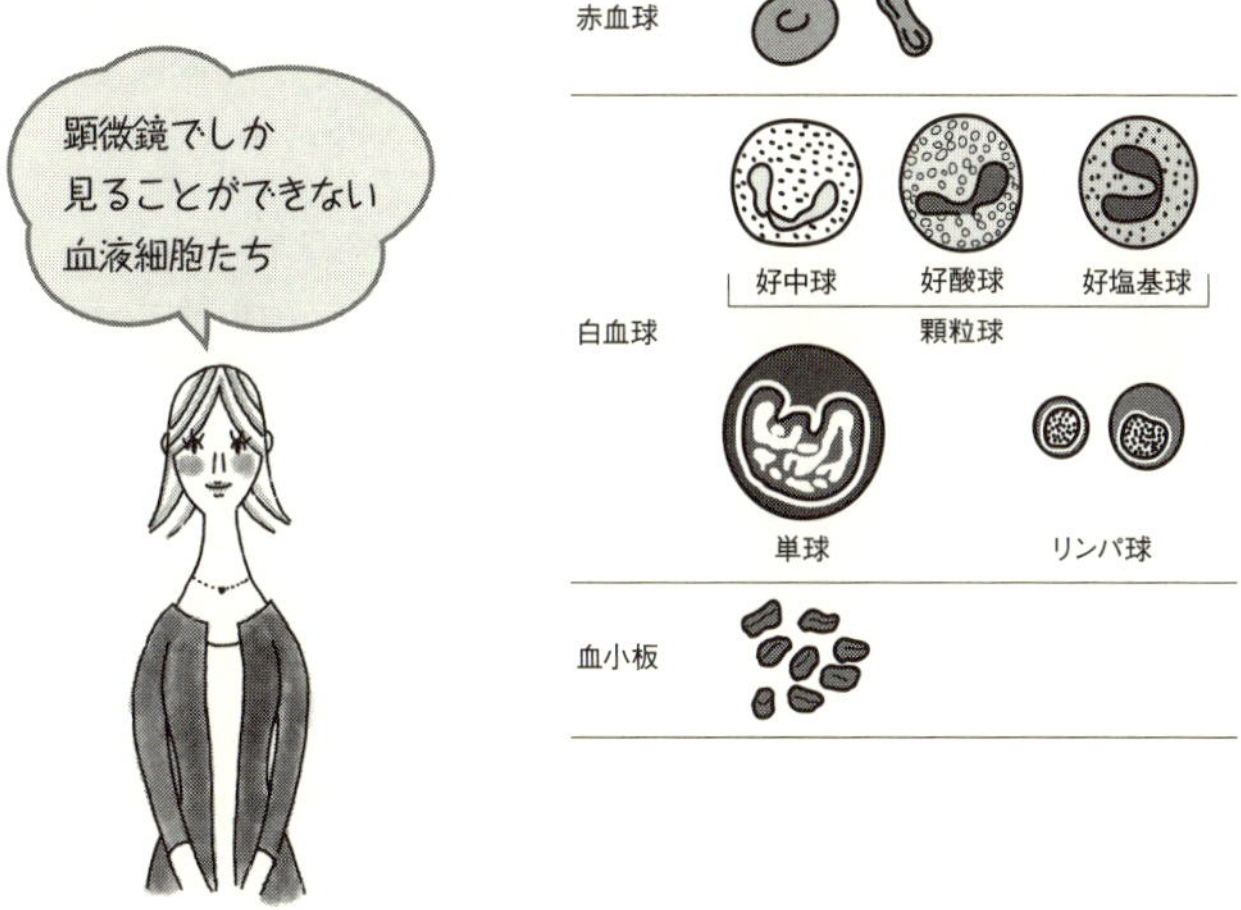
顕微鏡でしか
見ることができない
血液細胞たち
赤血球
好中球
好酸球
好塩基球
白血球
顆粒球
単球
リンパ球
血小板

凝固剤を加えずに試験管の中に放置しておくと、血球の部分が固まってしまいます。この状態で血球を分離した残りの液体は、血清とよばれます。血清も血漿と同じように黄色い色をしていますが、血清は血漿からフィブリンという凝集する性質のある蛋白質が除かれたものです。

血清あるいは血漿の中には、種々のものが含まれています。蛋白質や脂質、糖質などの栄養素となるものも含まれていますし、ナトリウム、カリウム、クロール（塩素）、カルシウムなどの種々の元素も含まれています。いずれも、私たちの体を維持するうえで必要

血液の成り立ち

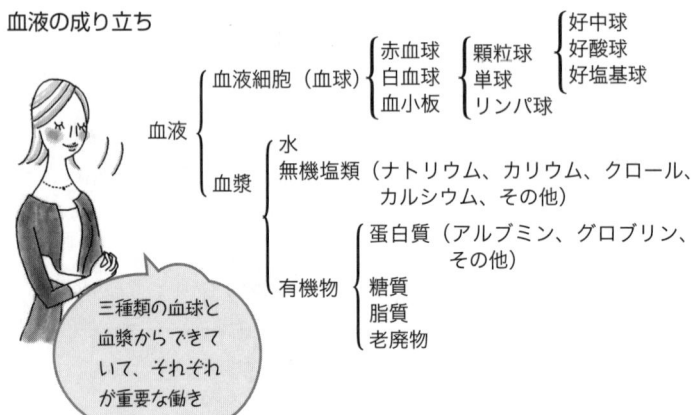

- 血液
  - 血液細胞（血球）
    - 赤血球
    - 白血球
      - 顆粒球
        - 好中球
        - 好酸球
        - 好塩基球
      - 単球
      - リンパ球
    - 血小板
  - 血漿
    - 水
    - 無機塩類（ナトリウム、カリウム、クロール、カルシウム、その他）
    - 有機物
      - 蛋白質（アルブミン、グロブリン、その他）
      - 糖質
      - 脂質
      - 老廃物

不可欠なものなのです。

## 血液になくてはならない血液細胞と血漿の働き

血液に含まれている細胞成分を血液細胞とよび、血液細胞は血球ともいいます。血液細胞は、多くの種類の細胞によって構成されています。

第一に、赤血球があります。赤血球は赤色をしていて、酸素を運ぶ働きをしています。血液が赤い色をしているのは、赤血球があるからです。

次に、白血球があります。白血球には、顆粒球、単球、リンパ球が含まれていて、顆粒球は、好中球、好酸球、好塩基球の三種類から成り立っています。白血球は全体として、体外から侵入する異物の処理や免疫に関係して働いています。

もう一つの血液細胞は、血小板です。血小板は、血液が固まるしくみに役立っています。出血したとき、血液が固まって止血しますが、血液が固まることを凝固といいます。血小板は、血液の凝固になくてはならない細胞です。

また、血液から細胞成分を除いた部分を、血漿といいます。言葉をかえていうと、血漿の中に血液細胞が浮かんでいるのが血液なのです。血漿の中には、蛋白質や脂質、ミネラルなどの栄養素が含まれているほか、免疫に関与している各種の抗体などが含まれています。

血液は心臓から送り出されて動脈を通って体のすみずみにまで運ばれ、静脈を通って心臓に戻ります。その後、肺を通過することによって暗い色だった静脈血は酸素と結合して明るい赤色になります。

## 血液は体のどこで、どうやってつくられるのでしょうか?

血液細胞は、成人の場合、骨髄という、骨の中の赤いところでつくられます。胎児の初めのころには、卵黄のうというところで血液細胞がつくられ、胎児期の三~七か月ごろには、主に肝臓で血液細胞がつくられます。肝臓でつくられる時期には、一部分は脾臓(ひぞう)でもつくられます。その後、肝臓や脾臓での血液細胞の産生が次第に減少し、骨髄での産生に置き換えられていきます。出生のころには、血液細胞はすべて骨髄でつくられるようになり、その後はずっと骨髄でつくられます。

生まれたばかりのころから小児の間は、体中の骨髄で血液細胞をつくっていますが、加齢とともに血液細胞をつくる場所は減少し、中年以降は脊椎骨、胸骨、骨盤など体の中心部の骨の骨髄だけで血液細胞をつくるようになります。

骨の中で血液細胞をつくらなくなった場所は、脂肪に置き換えられます。血液細胞をつくっている骨髄は赤色を

血液をつくる場所

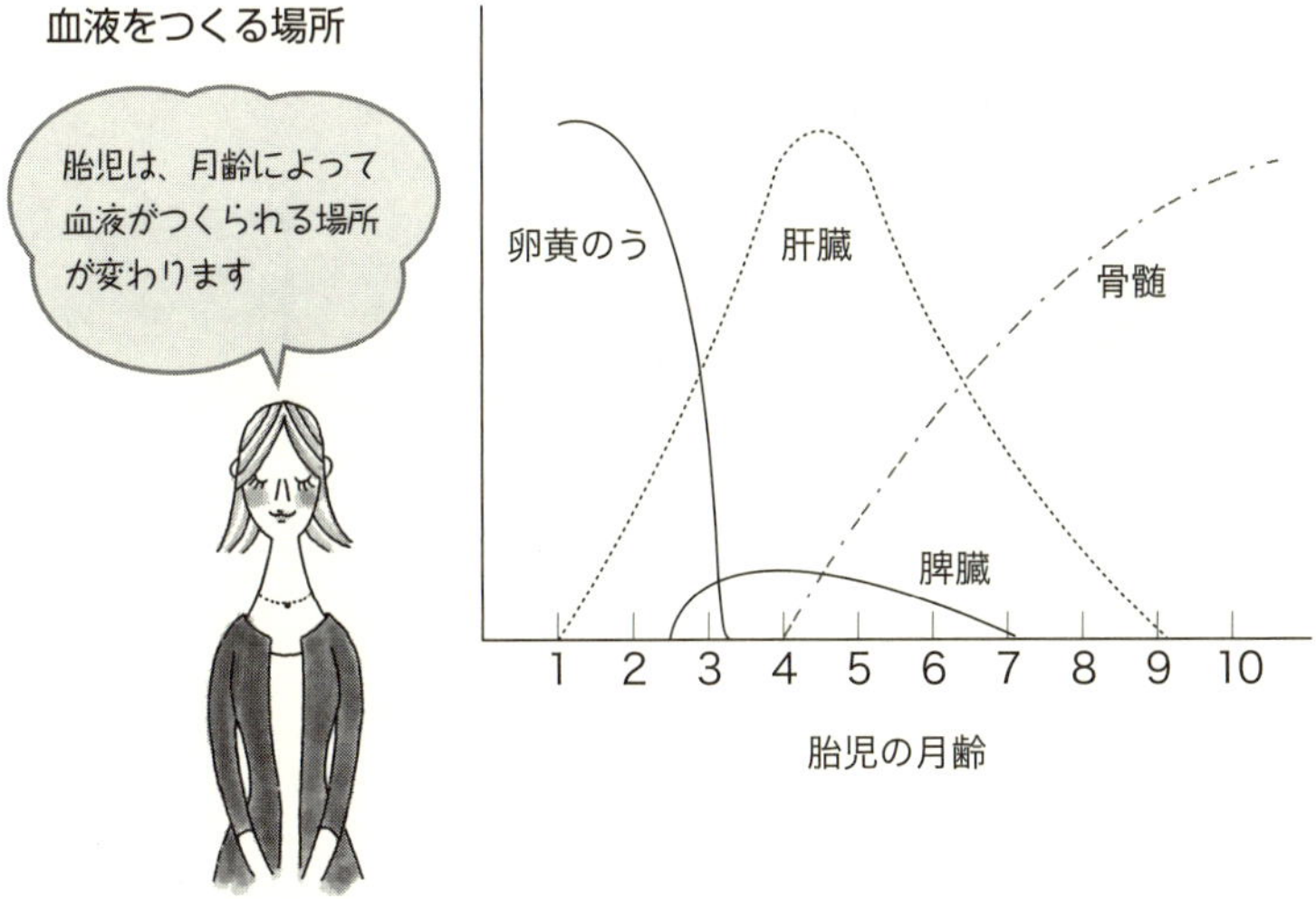

していて赤色髄とよばれ、脂肪に置き換えられた部分は黄色をしていて、脂肪髄とよばれます。

血液細胞をつくることを造血とよびますが、赤色をした骨髄には、血液細胞のもとになる細胞がぎっしりつまっていて、造血組織とよばれます。造血組織には、たくさんの細胞があります。これらの細胞は、赤血球、白血球、血小板などになる細胞です。

各種の血液細胞は起源は皆いっしょで、もとになる細胞は同じです。造血のもとになる細胞という意味で、造血幹細胞とよばれる細胞から分化[*2]するのです。造血幹細胞から赤血球系、顆粒

造血幹細胞からの血球の分化

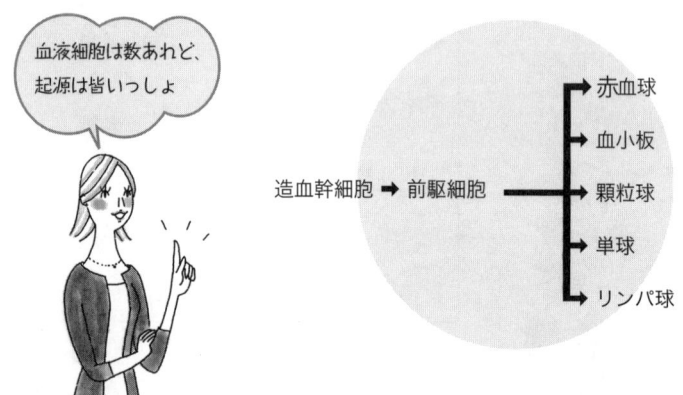

球系、血小板系などの方向に分化する細胞は、それぞれの系統の前駆細胞[*3]とよばれています。骨髄の中には、これらの前駆細胞がぎっしりつまっています。それぞれの前駆細胞が分化して成熟すると、骨髄の中から血管の中に流れ出て、全身を回るのです。

＊2　ある細胞が分裂して、特異的かつ限定的な機能をもった細胞に変化すること
＊3　分化する前の段階にある細胞の総称

## 全身に酸素を運ぶ円盤、赤血球

赤血球は中央がくぼんだ円盤のような形をしていて、酸素を体のすみずみにまで運ぶ働きをしています。私たちが生きていくうえで、酸素は必要不可欠な物質です。私たちの体を構成しているほとんどの細胞は、酸素を必要としています。

赤血球は赤色をしていますが、これは、赤血球の中にあるヘモグロビン（血色素）が赤色をしているからです。ヘモグロビンは、四本のグロビン鎖から構

成され、それぞれのグロビン鎖に一個ずつヘムが結合しています。したがって、一分子のヘモグロビンは、四本のグロビン鎖と四個のヘムから構成されている蛋白質ということになります。

健康な人がもっているもっとも多い形のヘモグロビンは、グロビン鎖が$\alpha$鎖二本と$\beta$鎖二本から成り立っています。この形のヘモグロビンは、ヘモグロビンAとよばれています。このほかにも、$\alpha$鎖二本と$\delta$鎖二本のグロビン鎖から構成されているヘモグロビン$A_2$、$\alpha$鎖二本と$\gamma$鎖二本のグロビン鎖から構成されているヘモグロビンFなどがあります。

一本のグロビン鎖の模式図

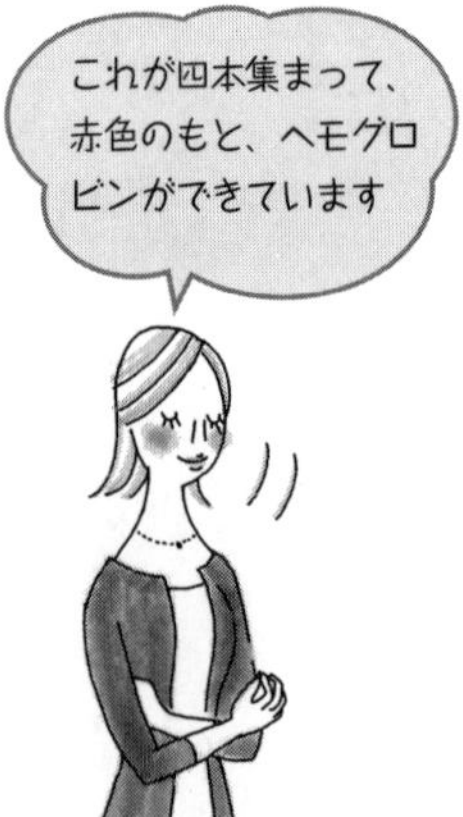
これが四本集まって、
赤色のもと、ヘモグロ
ビンができています

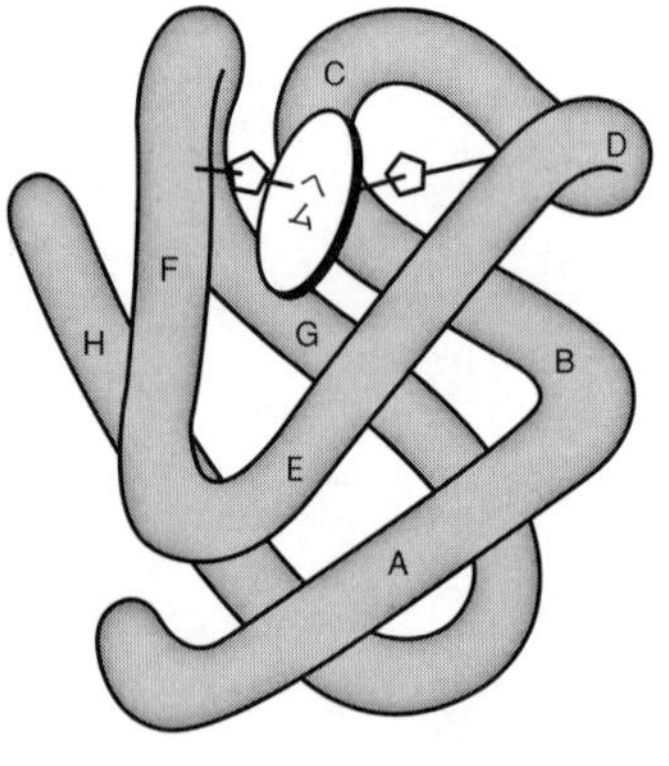

ヘムの中央には鉄の分子が存在していて、酸素がそこに結合します。酸素がたくさん結合したヘモグロビンを含んでいる血液が、動脈血です。動脈血は体中に流れてゆき、酸素が消費されて静脈血になります。

動脈血が鮮やかな赤色をしているのに対して、静脈血はどす黒い赤色をしています。静脈血は肺を流れる間に酸素と結合して、動脈血になります。血液の中の赤血球が酸素を運ぶのですが、具体的には、赤血球の中のヘモグロビンが酸素を運ぶのです。

ヘモグロビンAの構造

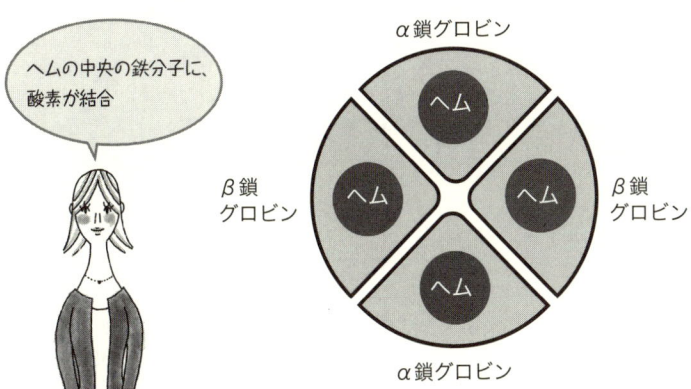


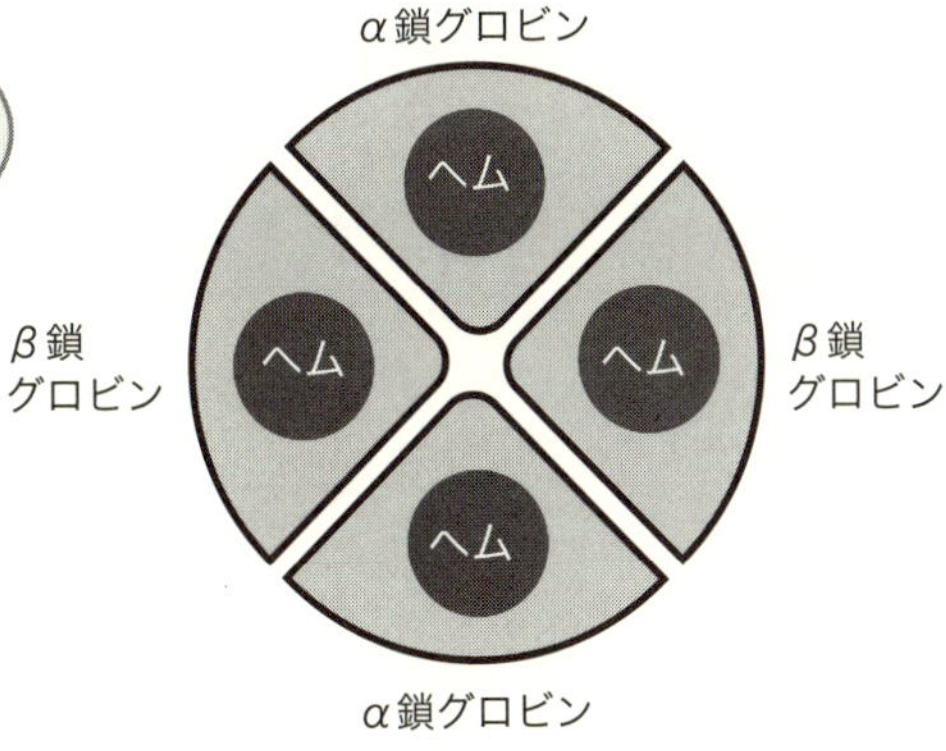

## ウイルスや細菌から体を守る白血球

白血球は、顆粒球、単球、リンパ球の三種類から成り立っています。顆粒球は好中球、好酸球、好塩基球から成り立っています。白血球にはこのように多くの種類の細胞が含まれていますが、数のうえから多くを占めているのは好中球です。白血球の働きのなかでもっとも重要なものは、やはり好中球の働きであるということができます。

好中球は、体の中に異物が入ってきたときに、それを処理したり除去したりします。体内に入ってくる異物として代表的なものは病原微生物です。病原微生物とは、人の体内に侵入して病気を引き起こす細菌、真菌、原生動物などのことです。

体内に侵入してきた病原微生物が増殖することによって引き起こされる病気を感染症とよびます。感染症を防ぐため、あるいは治すために好中球はなくてはならないものです。病原微生物が体内に侵入して、どこかの場所で増殖すると、その場所に好中球が集まってきます。これは、病原微生物が増殖した場所から種々の物質が出て、それに反応して好中球が集まるのです。好中球のこのような動きを走化性とよんでいます。

好中球は病原微生物が増殖している場所に集まると、病原微生物を細胞質内に取り込んで消化して殺そうとします。好中球が異物を取り込んで消化する働きを貪食(どんしょく)とよんでいます。したがって、好中球の主な働きは、病原微生物などの異物を貪食することによって排除することだということができます。病原微生物と戦うためには、数多くの好中球が必要になります。好中球は病原微生物と戦って貪食する結果死ぬものも多く出ます。病原微生物と戦って死んだ好中球の残骸が膿なのです。私たちの体の中で感染症が発症すると、炎症関連の物質が産生され、その情報が伝わることによって骨髄における好中球の産生が盛んになります。

単球や好酸球にも好中球と同じように異物を貪食する働きがありますが、好酸球はアレルギー疾患や寄生虫疾患の場合に増加するという特徴があります。好塩基球も炎症反応や寄生虫疾患などに関与していますが、詳しいことはよくわかっていません。また、単球にも好中球と同じように異物を貪食する働きがあります。

リンパ球は免疫に関与しています。リンパ球には、Bリンパ球とTリンパ球の二種類があります。Bリンパ球は抗体を産生して感染症を防ぐ働きをします。Tリンパ球は血液細胞の増殖を制御する物質（サイトカイン）を産生したり、腫瘍細胞やウイルスなどに感染した細胞を攻撃したり破壊したりします。

## 血液を固める血小板と止血のしくみ

血小板は、血液が固まる際に重要な働きをしています。血管が破れて血液が血管の外に出ることを出血といいます。通常、血液は血管の中を流れている間は固まりませんが、ケガなどで出血したときには固まるという性質があります。出血を止めることを止血とよびます。血管の外に出た血液は固まって止血するのですが、血液が固まることを凝固とよんでいます。血液の凝固には、血小板と凝固因子が重要な働きを担っています。

血小板は骨髄で骨髄巨核球からつくられます。巨核球の細胞質が小さくちぎれてできたのが血小板です。したがって、血小板には核がありません。

血管が破れると、そこから血液が血管の外に流れ出ますが、そのときに破れてむき出しになった血管の皮下組織に血小板がくっつきます。血小板がたくさんくっついて塊になり、血小板凝集塊というものを形成します。血小板凝集塊にほかの血液成分もいっしょになってできた血液の塊は、血管の破れ目を機械的にふさいで止血させます。これを一次止血とよびます。

その後、血小板やそのほかの細胞の

血小板と血液凝固

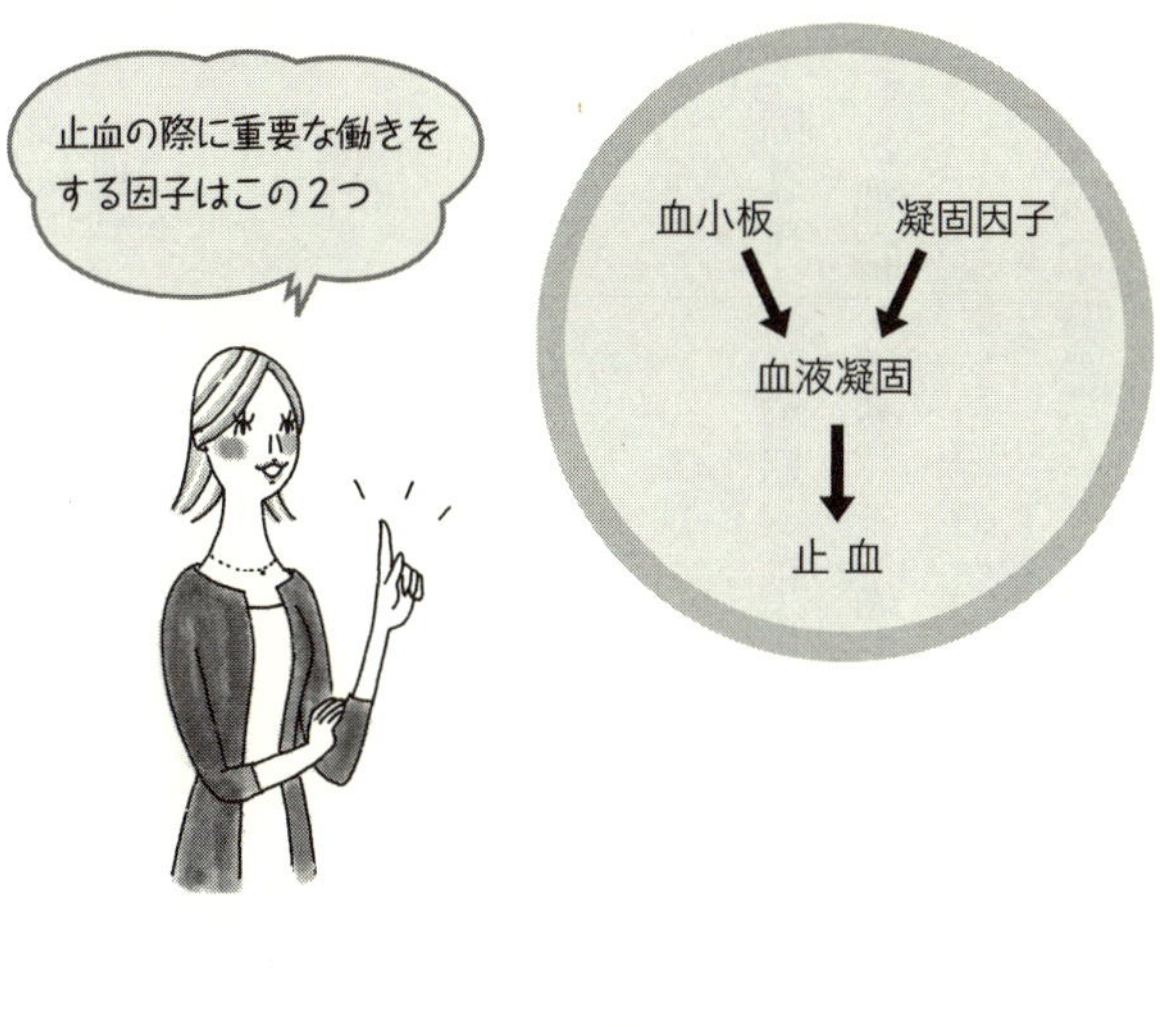

間をフィブリンというものが埋めて、一次止血を補強します。これを二次止血とよびます。かさぶたは、血小板を主体としてできた血液の塊なのです。出血が止まって二次止血が完成すると、血管内皮細胞が血管の破れ目を内側から覆って血管を修復します。（一六六ページ参照）

## サイトカインとは何でしょうか？

赤血球、白血球、血小板などの各種の血液細胞は骨髄でつくられます。これらの血液細胞は骨髄にある造血幹細胞から分かれてできます。造血幹細胞が各種の血液細胞のもとになる細胞へ分化し、それぞれの細胞が成熟して赤血球、白血球、血小板などができるのです。造血幹細胞はいろいろな系統の血液細胞へ分化する能力をもっていると同時に、自分と同じものに生まれ変わる能力、すなわち自己複製する能力（自己複製能）をもっています。

各種の血液細胞が骨髄でつくられて、末梢の血液の流れの中に入り、それぞれの血液細胞が一定の正常値を保つのです。血液細胞はそれぞれ寿命が異なるのですから、それぞれの血液細胞が一定の正常値を保つためには、精妙な調節機構が必要です。

血液細胞の分化や成熟には各種の造血因子が作用します。ここで、サイトカインとか造血因子とかよばれる物質について説明しておく必要があります。サイトカインは、免疫担当細胞などが産生する生理活性物質[*4]の総称です。サイトカインは、多くは糖鎖のついた蛋白質です。

私たちの体の中の細胞が産生する生理活性物質というと、いわゆるホルモンも該当しますが、ホルモンは内分泌臓器から分泌されるものと通常は定義されていますので、ホルモンはサイトカインには含まれません。したがって、サイトカインには私たちの体内で産生される生理活性物質で、ホルモン以外の多くのものが含まれます。

サイトカインのなかには、血液細胞の産生に対して促進的に働くものもあれば、抑制的に働くものもあります。そのなかで、血液細胞の産生を促進する働きのあるサイトカインを、造血因子とよんでいます。

赤血球の産生には、エリスロポエチンという造血因子が重要な働きをしています。白血球の中の好中球の産生には顆粒球コロニー刺激因子（G‐CSF）が促進的に働きます。血小板の産生にはトロンボポエチンが促進的に働きます。エリスロポエチンやG‐CSF、トロンボポエチンなどは代表的な造血因子ということができます。

＊4　細胞から分泌され、他の細胞に到達し、その細胞に何らかの作用を及ぼす物質の総称

## 血液細胞には寿命があります

血液細胞の寿命は細胞の種類によってそれぞれ異なっています。寿命がもっともはっきりしているのは赤血球です。赤血球の寿命は約一二〇日です。赤血球は、赤芽球から核が抜け落ちると骨髄から末梢血に出てきます。核が抜け落ちたばかりの赤血球は網赤血球とよばれるもっとも若い赤血球です。網赤血球から老化して脾臓などで処理されるまでの期間が約一二〇日なのです。

白血球の寿命もそれぞれの細胞の種類によって異なります。白血球の中で多くを占めている好中球の寿命は短くて、血液の中に流れ出てから数時間です。好酸球の寿命も数時間から長くてもせいぜい一日くらいのようです。好塩基球の寿命も数日間ですから、好中球、好酸球、好塩基球を含む顆粒球の寿命は、いずれも血液の中に出てからは数時間くらいと考えられます。

単球は、血液の中に入ってから二四時間くらいでいろいろな組織に移ってマクロファージになります。体の中のいろいろな組織に存在しているマクロファージの数は、血液の中の単球の数よりもはるかに多いので、マクロファージの寿命は、単球が血液の中で過ごす時間よりもずっと長いと考えられます。リンパ球は免疫を担当していますが、リンパ球の寿命はほかの白血球よりも長く、三～四年あるいは四～五年のものが大多数で、なかには二〇年くらい生きるものがあります。

また、血小板は骨髄の巨核球の細胞質がちぎれてできるのですが、骨髄から血中に出ると約十日の寿命をもっています。

このように、血液細胞はそれぞれ異なる寿命をもっていて、老化した細胞は脾臓などの網内系といわれる組織で処理されます。

## 血算の数値は病気を見つける糸口

血液の中の赤血球や白血球などの血液細胞の数やヘモグロビン濃度などを測定する検査を、血算とよんでいます。血算の数値は、健康な人ではある一定の範囲内にとどまっています。このように健康な人における検査の数値を正常値あるいは基準値とよんでいます。これらの数値と実際の測定値を比較することによって、病気を見つけたり、病気が隠れているのではないかと疑う糸口になったりします。

正常値あるいは基準値とよばれる数値は、健康な人の九五パーセントくらいの人の示す値で、健康でもこれらの数値からはずれた値を示す場合もあります。そこで、最近では正常値という言葉よりも、基準値という言葉の方が好まれるようになっています。基準値は、病院や検査施設によっても異なります。

## 血算の基準値

| 検査項目 | | 参考基準範囲 | 単位 |
|---|---|---|---|
| 白血球数（WBC） | | 3.1～9.5 | $\times 10^3/\mu l$ |
| 赤血球数（RBC） | | M：401～540　F：374～497 | $\times 10^4/\mu l$ |
| 血色素量（ヘモグロビン濃度；Hb） | | M：13.5～16.9　F：11.4～15.0 | g / dl |
| ヘマトクリット値（Ht） | | M：39.0～51.2　F：35.5～45.5 | % |
| 平均赤血球容積（MCV） | | 86.3～102.6 | fl |
| 平均赤血球ヘモグロビン量（MCH） | | 27.7～33.8 | pg |
| 平均赤血球ヘモグロビン濃度（MCHC） | | 31.1～35.0 | % |
| 血小板数（PLT） | | 15.1～34.9 | $\times 10^4/\mu l$ |
| 血小板容積 | | 9.0～12.3 | fl |
| 網赤血球 | | 0.7～2.2 | % |
| 網赤血球数 | | 3.0～9.0 | $\times 10^4/\mu l$ |
| 血液像 | 好中球 | 43.7～76.4 | % |
| | 〔好中球桿状核球〕 | 0.0～21.5 | % |
| | 〔好中球分葉核球〕 | 24.8～62.3 | % |
| | 好中球数 | 1,200～8,000 | $/\mu l$ |
| | リンパ球 | 16.2～47.6 | % |
| | リンパ球数 | 1,500～4,000 | $/\mu l$ |
| | 単球 | 2.9～7.9 | % |
| | 好酸球 | 0.6～9.0 | % |
| | 好塩基球 | 0.2～1.9 | % |

（NTT関東病院の基準値を示す）

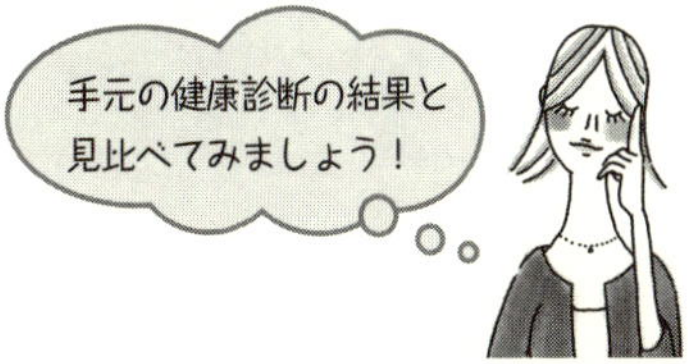
手元の健康診断の結果と
見比べてみましょう！

# あらためて、血圧とは何でしょうか？

血液は心室の収縮によって動脈に送り出されます。その結果、動脈の内圧が変動し、動脈内を波動として末梢へと伝わっていきます。動脈内部の圧力は、血管壁の弾性、血液の粘性などの影響を受けます。波動として流れている動脈血の圧力を血圧といいます。

動脈に穴をあけて血が吹き出すようにし、その血液がどこまで高く上がるかということから血圧を測定することが可能ですが、これは一般的な方法ではありません。血圧を測定する一般的な方法は、マンシェットという帯を上腕に巻いて圧を加え、肘の内側の上腕動脈の上に聴診器を当てて心拍に一致する血管音を聴取するというものです。その際に水銀を押し上げる力で表現するので、血圧の単位は㎜Hgを用いています。なお、病気によっては、動脈内にカテーテルという細い管を挿入して血圧を直接測定する方法も用いられます。

血圧は動脈の波動を反映していますので、心室が収縮したときの方が圧が高くなり、これを収縮期圧とよびます。また、心室が拡張したときは圧が低くなり、これを拡張期圧とよびます。正常な人の血圧は、収縮期圧が一〇〇～一四〇㎜Hg、拡張期圧が六〇～九〇㎜Hgくらいです。収縮期圧が一二〇㎜Hgで拡張期圧が八〇㎜Hgだったら、一二〇／八〇と表現することが通常行われています。

上腕で血圧を測定する場合、左右差は通常一〇㎜Hg以内です。下肢の血圧は上肢と同じか、やや高いのが普通です。

## 高血圧の基準、低血圧の基準

普通の生活をしていると、血圧は一定の範囲内で上がったり下がったりしています。安静にしていると血圧は低いレベルで落ち着いていますが、激しい運動をしたり、強い精神的ストレスなどがあると血圧は上昇します。

日常の臨床で血圧という場合は、安静時の血圧を意味しています。安静時の血圧が正常範囲を超えて高い場合を高血圧とよびます。また、正常より低い場合を低血圧とよびます。血圧は低い場合はそれほど問題のないことが多いので、血圧の正常範囲は通常は一三〇／八五未満、つまり収縮期圧一三〇㎜Hg未満、拡張期圧八五㎜Hg未満と規定されています。高血圧の基準は、最近ではだんだん厳しくなってきました。高血圧と正常との中間を境界型高血圧とよびます。

低血圧の基準は、高血圧の場合に比べて明確ではありません。一般には収縮期圧が一〇〇㎜Hg未満の場合を指しますが、これ以下でも健康上まったく問題のない人も少なくありません。椅子に腰かけているときと立ったときの血圧を比べて、起立によって収縮期圧が二〇㎜Hg以上下降する場合は起立性低血圧とよびます。

高血圧は、特に明らかな原因がなくて出現する場合と、何かの病気に続発する場合とがあります。前者はいわゆる体質的なものであって、本態性高血圧とよばれます。本態性高血圧以外の高血圧は、二次性高血圧とよばれます。二次性高血圧の原因としては、腎臓に原因があるもの、内分泌疾患によるもの、大動脈に原因があるものなどが挙げられます。（一四三ページ参照）

## 貧血と血圧は関係があるのでしょうか？

貧血は、血液の濃度が薄いということを意味しています。血圧は、心臓から押し出される血液の圧力が血管によって影響を受ける結果もたらされるものです。したがって、貧血と血圧との間には直接の関係はありません。

しかし、脳貧血と低血圧は関係があるといってよいでしょう。脳貧血は正式な医学用語ではないのですが、日常生活ではよく使われる言葉です。よく、駅のホームで貧血を起こしたのでしばらくベンチに座っていた、などといいます。このようなときに使われる貧血は、いわゆる脳貧血を指していると考えられます。脳貧血というのは、一時的な脳血流の循環障害や一時的な低血圧を指していると考えられます。一時的な低血圧があると、脳貧血の症状が出現するとも考えられます。自分は貧血なので早起きが苦手である、などという場合は、自分は低血圧傾向なので、という意味でしょう。こうしてみると、貧血あるいは脳貧血と低血圧とは関連があるということができます。しかし、これは正式な医学用語としての貧血ではありません。

正式な医学用語としての貧血は、血液の中の赤血球数が少なく、ヘモグロビン濃度が低いということを意味していますので、血圧とは関係ありません。貧血があっても、血圧が高い人もいます。ただし、死亡の危険性があるような強度の貧血状態では、血圧は低くなる傾向があります。

## 血管の構造はどうなっているのでしょうか?

血液は動脈を通って全身に運ばれ、毛細血管で物質交換を行い、静脈を通って心臓に戻ります。血管とは動脈、静脈、毛細血管の総称です。動脈と静脈、あるいは毛細血管でそれぞれ構造が異なります。

動脈は内膜、中膜、外膜の三層からできていて、壁が厚く高い圧力に耐えられるようになっています。大動脈のような太い動脈は、壁の中に弾性線維というゴムのように伸び縮みする線維をたくさんもっています。

静脈壁は動脈よりずっと薄く、引き伸ばされやすくなっています。静脈壁は内圧が高くなると引き伸ばされます。静脈壁の引き伸ばされやすさは、交感神経によって調節されています。

毛細血管の壁はきわめて薄く、内皮細胞とよばれる細胞で囲まれています。毛細血管の壁には小さな孔があいていて物質が出入りできます。

## 組織中の水分＝〝むくみ〟の原因とは？

血圧によって血液中の水分は血管の外の組織液中にろ過されます。一方、血漿中に含まれている蛋白質は血管壁

動脈の壁

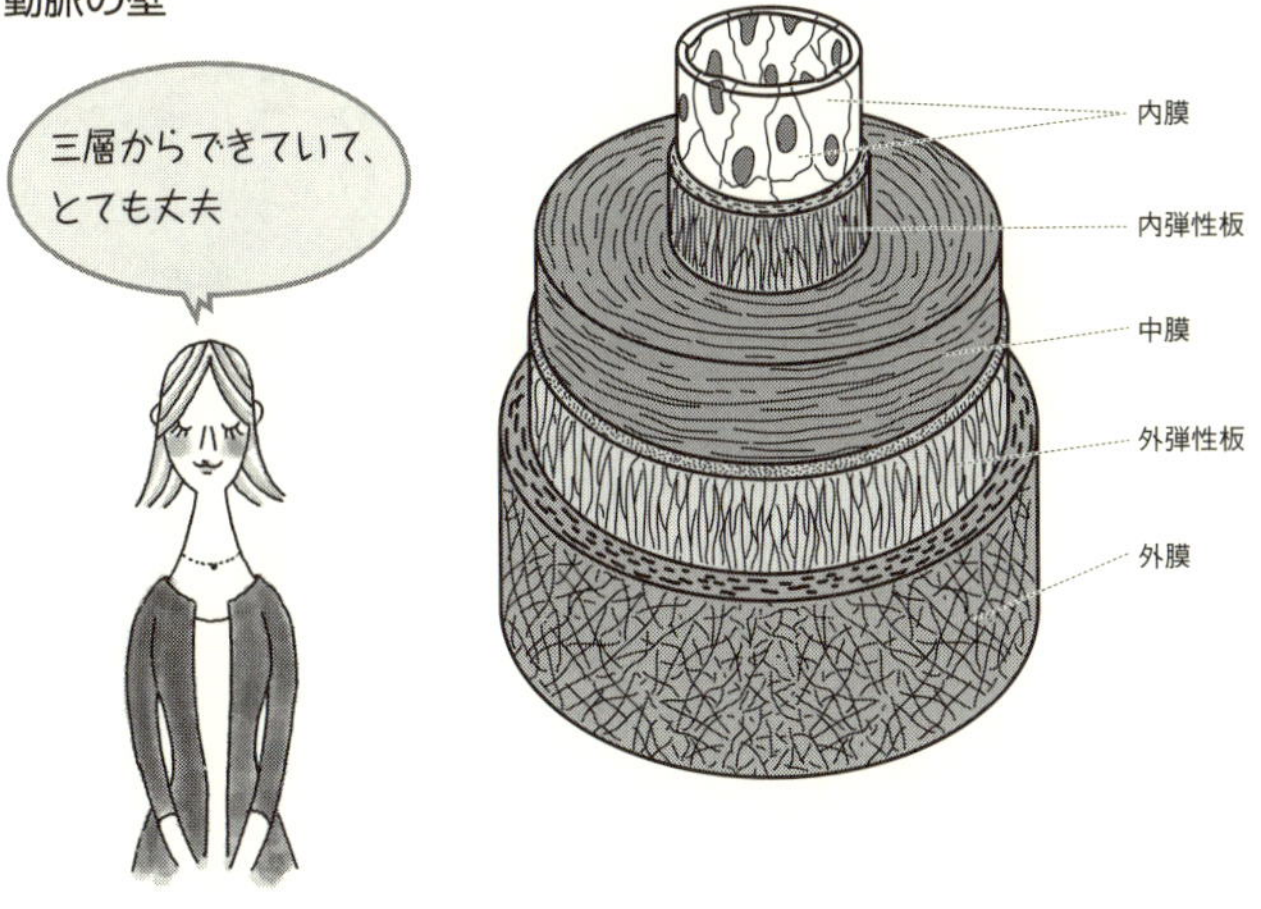
三層からできていて、
とても丈夫
内膜
内弾性板
中膜
外弾性板
外膜

を通過しにくいので、組織液と血液の間には浸透圧の差が生じて血液に向かって水を再吸収しようとします。

毛細血管をへだてた血液と組織液との間の、ろ過と再吸収の関係には微妙なバランスが保たれています。ろ過量が再吸収量を大きく上回ると、組織の中に水分がたまります。この状態を浮腫（ふしゅ）といいます。いわゆる〝むくみ〟といわれる状態のことですが、種々の原因があります。心臓の機能が弱くなったときとか、血漿中の蛋白質の濃度が低下したときなどに浮腫が出現します。

## 加齢とともに進行する動脈硬化

動脈硬化とは、動脈の壁が種々の原因によって厚く、硬くなって弾力を失った状態を指します。動脈硬化が進むと、動脈の内腔が狭くなって血液の通りが悪くなります。

動脈硬化に際しては、動脈壁を構成する内膜や中膜が肥厚したり石灰化したりします。また、細胞の増殖といっしょに血小板がくっついて固まったりします。このような動脈硬化を促進する因子としては、脂質異常症（高脂血症）、高血圧、肥満、糖尿病、年齢、遺伝的要因などを挙げることができます。ストレスや運動不足なども影響を与えると考えられています。

動脈硬化は、遺伝の影響で若年者に発症するものを除くと、大部分は加齢とともに進行するものなので、以前は成人病とよばれていましたが、最近では予防を第一に考えるという立場から、生活習慣病とよばれるようになりました。

高血圧、脂質異常症、糖尿病なども生活習慣病としてとらえられ、生活習慣を改めることによって病気の進行を予防することが大切であることが明らかになっています。病気の進行を予防することによって、脳卒中、心筋梗塞、腎不全などの発症を減らそうというのです。生活習慣病の進展には、動脈硬化が重要な関係をもっています。動脈硬化は加齢とともに少しずつ進行するものですが、その進行を少しでも防止できれば、生活習慣病が悪い結果をもたらすことを減らすことができるのです。

動脈硬化はさまざまな因子が複雑にからみ合って進行するのですが、なかでも脂質、血小板、マクロファージ、内皮細胞、サイトカインなどが関与しています。動脈の内側にある内皮細胞が何らかの原因で傷がつくと、そこに血小板が粘着して凝集します。血小板からは増殖因子が分泌されて、血管内膜を肥厚させます。血管内皮の下にはマクロファージが入り込み、脂質を取り込んで集まります。マクロファージからも種々のサイトカインが出て、ますます内膜を肥厚させます。このようにして、動脈硬化が少しずつ進行していきます。

動脈硬化が進行すると、いろいろな症状が出現します。症状は、動脈硬化に陥った動脈の内腔が狭くなるために血流の障害が起こることによって出現します。動脈硬化のために血管が硬くなって破れることもあります。心臓の冠状動脈に動脈硬化が起こると、心臓の筋肉への血液の供給が足りなくなって狭心症が出現します。脳における動脈硬化は、脳出血や脳の血管がつまる脳梗塞を起こしたり、脳の血流の循環不全を起こしたりします。腎臓の動脈硬化は高血圧や腎不全を起こします。手足の血管に動脈硬化が進むと、手足の指先などに血液がいかなくなって腐ってきます。これを壊死（えし）とよびます。

このように動脈硬化は進行するといろいろな症状を引き起こすのですが、血液が動脈硬化を直接引き起こしているわけではありません。しかし、高血圧とか血液中の脂肪の濃度が高くなる脂質異常症、あるいは血液中の糖の濃度が高くなる糖尿病などは動脈硬化を促進しますので、血液とも関係しているということができます。

マクロファージが血管内皮に入り込むと動脈硬化が促進されるのですが、マクロファージの増殖を促進させるＭ‐ＣＳＦというサイトカインには、マクロファージによる悪玉コレステロールの処理を促進させる作用があることも明らかにされています。Ｍ‐ＣＳＦを投与すると血液の中のコレステロール値が低下することも知られています。動脈硬化と血液との関係は密接かつ複雑なのです。

## 血液に欠かせない鉄分、ビタミン$B_{12}$

血液をつくるうえで、食事から吸収される栄養素は重要な働きをしています。鉄分は、赤血球をつくるうえで必要不可欠な物質です。赤血球に含まれているヘモグロビンをつくるときには、鉄が必要だからです。鉄分が欠乏すると、赤血球の産生が障害されて貧血になります。

ビタミン$B_{12}$や葉酸は、細胞がDNA合成をするうえで必要不可欠な物質です。細胞が分裂をくり返して生きてゆく際には、DNA合成が行われます。したがって、ビタミン$B_{12}$あるいは葉酸が欠乏するとDNA合成が障害されて、種々の異常が出現します。血液細胞では主に赤血球の産生が障害されて貧血が出現しますが、白血球や血小板にも形態の異常などが出現します。

## 飲みすぎ、食べすぎが血液障害を招く？

　お酒を極端にたくさん飲み続けていると、貧血などの血液障害が出ることがあります。お酒による障害でもっとも多いのは肝臓の障害ですが、アルコール依存症の人には貧血が見られることがあります。

　動物性の脂肪や卵の黄身などを食べすぎると血液の中のコレステロール値が高くなって、脂質異常症（高脂血症）あるいは高コレステロール血症といわれる状態になります。脂質異常症は動脈硬化を促進して、心筋梗塞や脳卒中の危険因子になります。人によっては、血液の中の中性脂肪値が高くなる場合があります。中性脂肪値が高くなっても動脈硬化が進みますし、膵炎を引き起こしやすくなります。コレステロール値が高くなるのは食事の影響のほかに遺伝による場合がありますが、中性脂肪値が高くなるのは主に食事の影響です。アルコールを多飲すると、中性脂肪値が高くなる傾向があります。

　ウニとかイクラなどの魚の卵をたくさん食べると、血液中の尿酸値が高くなります。一般に、美食を続けていると尿酸値が高くなります。尿酸値が高くなると痛風になる場合があります。尿酸値が高くなって足の指の関節などに尿酸の結晶が蓄積すると、痛みを生じて痛風になるのです。

食事をとりすぎて肥満になると糖尿病を発症しやすくなります。糖尿病では、膵臓から分泌されるインスリンの作用が不足して、血液中の糖の濃度が上昇します。糖尿病が進行すると全身の臓器が障害されて、視力が低下したり、腎臓の働きが悪くなったり、手足の指先が腐ったりします。糖尿病の発症は、遺伝の影響やよくわかっていない因子によるものもありますが、もっとも大きく影響しているものは肥満ですから、食事のとりすぎに注意しなければなりません。現在の日本では、栄養素の欠乏による血液の障害よりも、過剰による障害の方が多いということができます。

## 運動しすぎると貧血になる？

運動をすると、体のエネルギーが消費されます。運動によって、血液中の酸素や栄養分が消費されます。激しい運動をすると息が切れてハアハアするのは、消費された酸素を補うために心臓が速く打って動脈血を急いで送り出しているからです。

運動をすると糖分、脂肪分、蛋白質などが消費されますので、血液中の糖や脂肪は低下します。血液中の中性脂肪が高いときには、食事療法と同時に運動療法が勧められます。運動をするとお腹がすくのは、糖分など消費された栄養分を補おうとする体の反応なのですが、減量を心がけているとき、運動後にお腹がいっぱいになるまでご飯を食べては体重は減りません。運動によって消費したエネルギーを体についている肉や脂肪で補うのでなければ、体重は減りません。

運動をしすぎて、血液に異常が生じることもあります。運動によって激しく足を使う場合、特に足の裏を強く打ちつけることが続くと、足の裏の毛細血管の中で赤血球が壊されて貧血になることがあります。この場合、赤血球が壊れてヘモグロビン（血色素）が尿中に出て、赤い色の尿が出ることがあります。これは、昔、軍隊で長時間の行軍のときに見られたことから、行軍血色素尿症という名前がついています。

## 血液の状態によって、その色合いは変化します

血液には、〝きれいな血〟と〝きたない血〟があるのでしょうか。色彩でいえば、動脈血は鮮紅色ですし、静脈血はややどす黒い色をしていますから、静脈血より動脈血の方がきれいな色をしているといえるかもしれません。

そのほかに、細菌とかウイルスなどの病原体が混ざっている血液を〝きたない血〟とよんでよいのかもしれません。細菌が血液の中から検出される状態を菌血症とよびます。菌血症によって発熱や臓器の障害など種々の症状が出現する病状は、敗血症とよばれます。

いろいろなウイルスに感染している血液を介して、人から人へ病気が移ることがあります。ウイルスが伝染するためです。B型やC型の肝炎、エイズなどは血液を介してウイルスが伝染する代表的な疾患です。

動脈血と静脈血の色の違い以外に、血液中の成分の変化によって血液の色が変化する場合があります。血液の中の脂肪の含有量が高くなる脂質異常症（高脂血症）では、採血した血液を血球と血清に分離すると、通常では黄色で透明な血清がクリーム色に近くなっています。

また、赤血球に含まれているヘモグロビンの先天的な構造異常によって、酸素との結合の度合いが異なって血液の色が黒っぽく見える場合があり、黒血病などとよばれることがあります。白血病は、血液中の白血球が悪性腫瘍化して[*5]無制限に増える病気ですが、白血病細胞が極端に増加した状態では、血液が白っぽく見えるということから白血病という名前がつけられました。

このように血液の種々の状態によって、その色合いが変化するのですが、それに対して、〝きれい〟とか〝きたない〟とか表現するのは適切ではないようです。

＊5　簡単にいうと、がんになるということ

## 血液のバランスを保つ、腎臓

腎臓は、腰の左右の内側に一個ずつあります。腎臓の役割は、血液をろ過して尿をつくり、血液の中の成分のバランスを保ち、老廃物を取り除くことです。腎臓の中の糸球体というろ過装置を通ることによって、一日に五〇〇リットルもの血液がろ過されて尿がつくられます。ろ過された原尿は尿細管を通るのですが、尿細管で九九パーセント近くが血液中に回収され、一日に一・五リットルの尿がつくられます。糸球体でのろ過と尿細管での再吸収という過程によって血液中の成分は微妙に調整され、正常な状態を保っています。

血液の中の蛋白質は糸球体でのろ過フィルターを通りませんので、血漿から蛋白質が取り除かれたものが尿として尿細管に流れ込みます。尿細管では栄養分をすべて回収するほか、水分や電解質を再吸収します。腎臓で尿が濃縮されて体液の浸透圧を調節します。また、腎臓は酸やアルカリを分泌したり再吸収したりして、血液の酸性度を一定に保つ働きもしています。

腎臓はこのように血液のバランスを正常に保つ重要な役割を担っているので

すが、そのほかに、エリスロポエチンという造血因子をつくって血液の中に分泌しています。エリスロポエチンは赤血球の産生を促進する造血因子で、血液中のエリスロポエチンの濃度が高くなると骨髄での赤血球の産生が亢進します。

## 血液中の蛋白質をつくる、肝臓

肝臓は、上腹部の右側で肋骨の内側にあります。肝臓は、種々の代謝を行う重要な臓器です。腸で吸収されたブドウ糖（グルコース）は、肝臓でグリコーゲンに変えられて蓄えられます。アルブミンをはじめとする血液中の蛋白質の多くは、肝臓でつくられます。糖質、脂肪、蛋白質などの栄養素の代謝は、主に肝臓で行われます。毒物の処理や代謝も肝臓で行われます。

肝臓は、脂質の消化・吸収を促進する働きをもっている胆汁を分泌します。胆汁は肝臓でつくられて、胆のうに蓄えられて濃縮されます。胆汁には、胆汁酸、ビリルビン、コレステロール、リン脂質などが含まれています。胆汁酸には、小腸内の脂肪の吸収を助ける働きがあります。

老化した赤血球が壊されると、赤血球に含まれていたヘモグロビンは代謝されてビリルビンになります。ビリルビンは、黄色の色素です。肝臓では、血液中のビリルビンを吸収して胆汁中に排出します。肝臓が障害されてビリルビンの代謝や排出が妨げられ、血液中のビリルビンの濃度が上昇することを黄疸（おうだん）とよびます。

腎臓も肝臓も、血液とは密接な関係をもつ臓器ということができます。

# 第2章
# 血が少ないということ

## 酸素が不足しないよう、赤血球量を一定に保つしくみ

赤血球、白血球、血小板などの血液細胞（血球）が、骨の中にある骨髄でつくられることは説明しましたが、それぞれの血液細胞は、体の中で一定の数を保っています。各種の血液細胞が一定の数を保つために、複雑な調節がなされています。

赤血球は、造血幹細胞から赤血球への分化が方向づけられた前駆細胞を経て分化し、成熟してつくられます。赤血球のもとになる細胞を赤芽球とよんでいます。赤血球が骨髄でつくられる順序を血液細胞の分化の過程にした

赤血球系細胞の分化と成熟

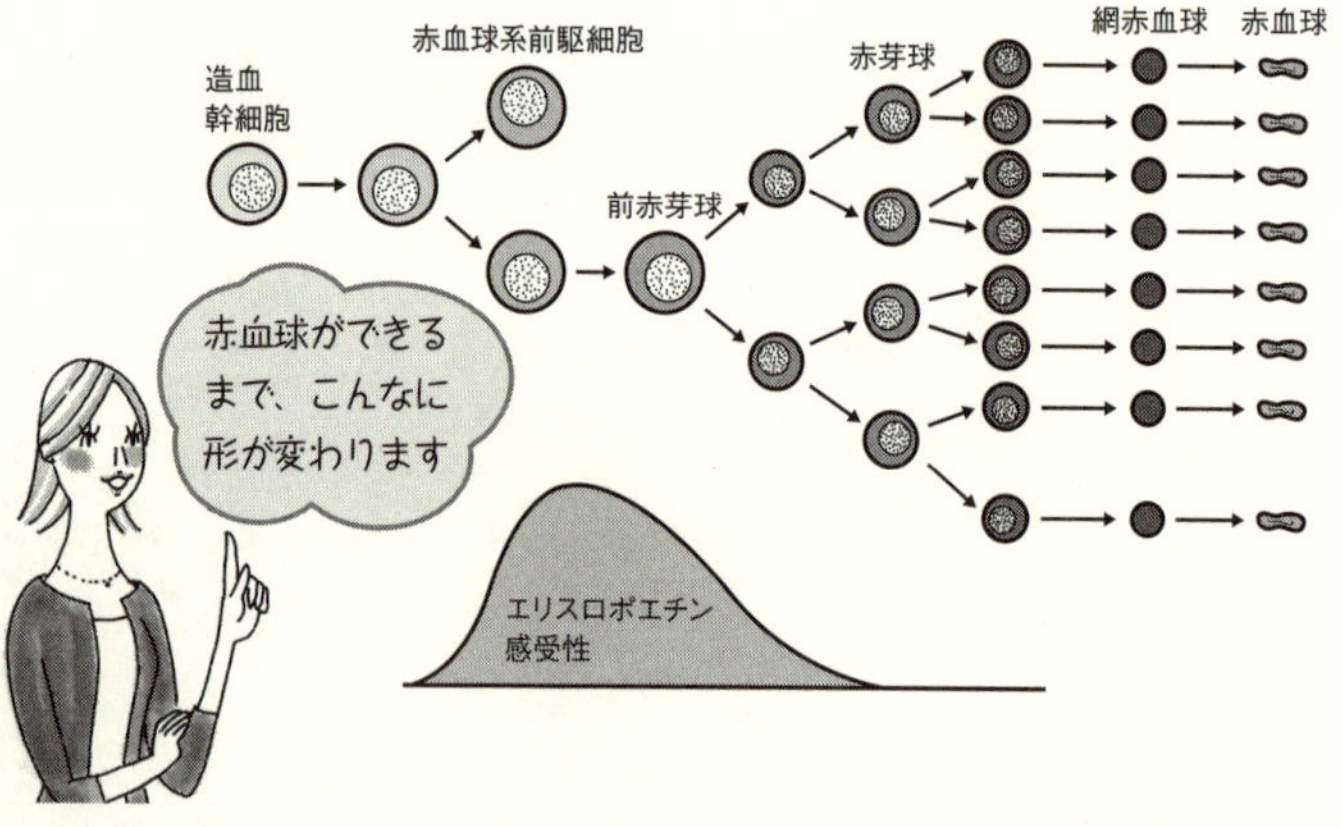

がって表現すると、造血幹細胞から赤芽球系前駆細胞、赤芽球を経て赤血球ができるのです。

赤芽球から赤血球になるときに、細胞の中から核が外に抜け出ます。これを脱核といいますが、脱核したばかりの若い赤血球を網赤血球とよびます。網赤血球は特殊な染色をすると網目状に染まるのです。赤血球には核はなく、平べったい円盤状をしています。

赤芽球系前駆細胞が増殖して成熟へ向かう過程には、エリスロポエチンという造血因子が作用します。エリスロポエチンが作用することによって赤血球の産生が亢進するのです。エリスロ

赤血球産生とエリスロポエチン

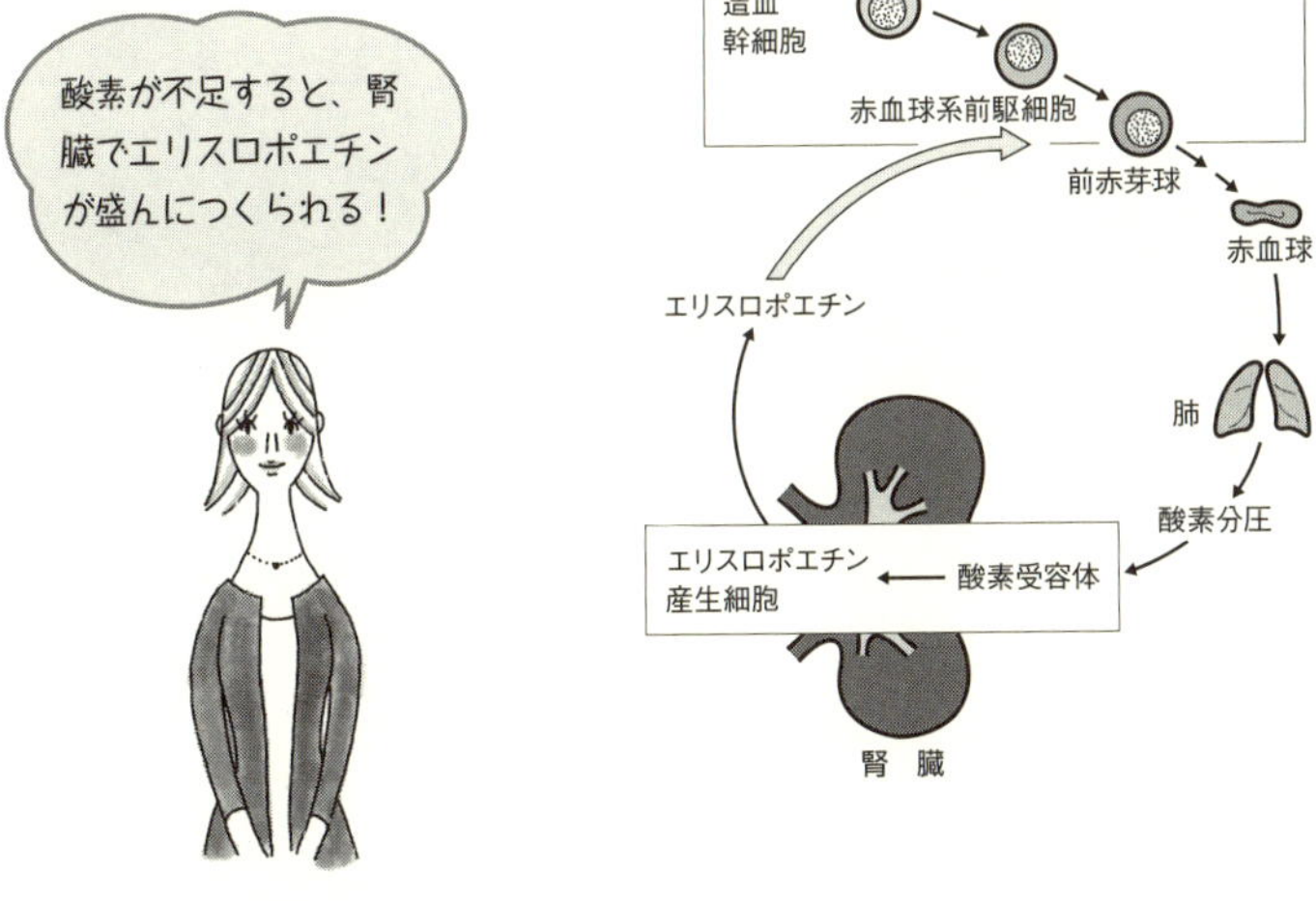

ポエチンは主に腎臓でつくられています。

赤血球は、体のすみずみにまで酸素を運ぶ働きをしています。何かの原因で酸素の供給が不十分になると、腎臓でのエリスロポエチンの産生が盛んになるしくみがあります。

ネパールやメキシコなどの山岳地帯に住んでいる人たちは、常に酸素の薄い空気を吸っています。そのために酸素が不足するので、腎臓でのエリスロポエチンの産生が高まり、その結果、骨髄で赤血球がたくさんつくられます。海抜の高いところに住んでいる人たちは、薄い酸素に順応するために多血症になっているのです。貧血の場合でも酸素の供給が不足するためにエリスロポエチンの産生が高まります。その結果、赤血球の産生が促進されて貧血を治す方向に働きます。

このように、私たちの体には赤血球の産生を調節して、体内の赤血球量を一定に保とうとするしくみがあるのです。この体内の恒常性を保とうとする機構をホメオスタシス[*1]とよびますが、赤血球産生のホメオスタシスにおいては、エリスロポエチンが重要な役割を担っているのです。

＊1　ヒトが安定して生活できるのは、人体の生理的条件（体温や血液の成分など）を適度なものに保つための環境を整えているからであり、気候などの外的要因の変化にかかわらず、その環境が保持されることを恒常性といいます。そして、この人体の（安定して生活できる）生理学的な恒常性が、「ホメオスタシス」とよばれます。

## “貧血”とはどのような状態でしょうか？

日常生活では貧血という言葉をよく使います。貧血なので朝が苦手であるとか、学校の朝礼のときに貧血を起こしたなどと使われます。このようなときの貧血は、いわゆる脳貧血を指すことが多く、具体的には一時的な低血圧や脳の血液の循環不全を意味すると考えられます。

一方、医学用語としての貧血は、血液の中の赤血球数、ヘモグロビン濃度、ヘマトクリット[＊2]などが正常以下に減少していることを指します。血液が薄い状態ということもできます。赤血球の数が少なくなりますから、酸素を運ぶ能力が低下します。体中の組織が必要としている酸素の供給が低下するのですから、種々の影響が現れます。

貧血になるといろいろな症状が現れます。赤血球が少なくなるので顔色が青白くなりますが、黄色人種ではしばしば黄色っぽく見えます。立ちくらみや足のむくみなどが見られることもあります。また、体の種々の臓器への酸素の供給が不足します。そのために、疲れやすさ、めまい、頭痛、息切れ、胸痛、動悸などが出現します。駅の階段を上るときとか、少し走ったりしても息が切れるということなどはよく見られる症状です。すぐに心臓がドキドキして、少し動いただけでも息がハアハアして脈が速くなります。

このような症状が貧血のときに見られるのですが、貧血の際の症状の出方は、貧血の進み方によって異なります。貧血の進行がゆっくりしている場合には、貧血がかなり進んでも体が順応するために、ほとんど症状を感じないこともあります。そのような場合でも、貧血がよくなると体が楽になったと感じます。

重症の貧血を治療しないで放置しておくと、極端な場合は死亡につながります。そこまでいかなくても重症の貧血が長期間続くと、心臓に負担がかかって心臓がうまく働かなくなる心不全という状態になります。そうなると、身動きも自由にならなくなってしまいます。

貧血の一般的症状

## 貧血の症状

**１．赤血球量の減少によるもの**

顔色が青白くなる（黄色人種ではしばしば黄色っぽく見える）、起立性低血圧、浮腫

**２．酸素の供給不足によるもの**

頭痛、めまい、失神、耳鳴り、疲れやすさ、狭心症発作、こむらがえり

**３．代償機序によるもの**

心雑音、静脈コマ音、動悸、息切れ

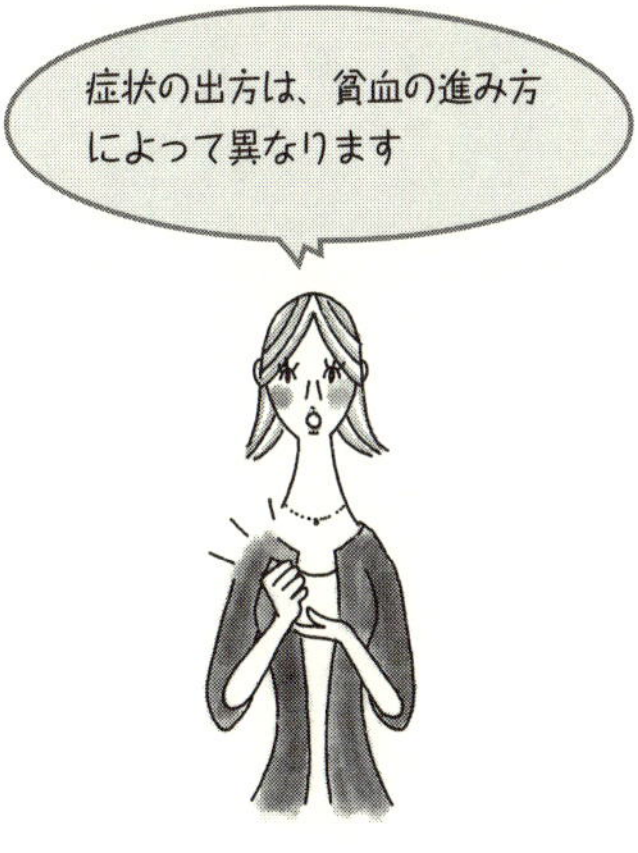
症状の出方は、貧血の進み方によって異なります

＊２　血液の容積に対する赤血球の相対的容積

## どうして貧血になるのでしょうか？

貧血は、いろいろな原因で出現します。貧血の原因は大きく分けると、赤血球のつくられる量が少ないことによるもの、赤血球の壊れ方が激しいことによるもの、出血すなわち血液が体の外に出てしまうことによるものに大別されます。

赤血球などの血液細胞は骨の中にある骨髄でつくられ、血液細胞をつくることを造血ということは説明しました。

赤血球のつくられる量が少なくなる原因としては、材料の不足によるもの、骨髄の造血細胞が少なくなるもの、造血の過程に異常が生ずるものなどがあります。

赤血球の産生に必須の物質には、鉄、ビタミン$B_{12}$、葉酸などがあります。なかでも鉄はしばしば不足して、その結果、鉄欠乏性貧血が出現します。

ビタミン$B_{12}$と葉酸は、両方ともＤＮＡの合成に必要な物質です。ビタミン$B_{12}$あるいは葉酸が欠乏すると、ＤＮＡ合成が妨げられて血液細胞では巨赤芽球性貧血という状態になります。巨赤芽球性貧血では、赤血球一個あたりの大きさが大きくなる特徴があります。

ビタミン$B_{12}$が食物の中から吸収される際には、胃から分泌される内因子とい

原因による貧血の分類

**1．必須物質の欠乏**

(1) 鉄欠乏 → 鉄欠乏性貧血
(2) ビタミン$B_{12}$欠乏 ┐
(3) 葉酸欠乏 ┘ → 巨赤芽球性貧血

**2．骨髄の機能不全**

(1) 造血細胞の減少 → 再生不良性貧血
(2) 無効造血 → 骨髄異形成症候群
(3) その他

**3．赤血球喪失の亢進**

(1) 赤血球寿命の短縮 → 溶血性貧血
　赤血球膜異常
　赤血球酵素異常
　自己免疫性溶血性貧血
(2) 出血
(3) その他

**4．症候性貧血**

(1) 慢性腎不全 → 腎性貧血（エリスロポエチン欠乏）
(2) 慢性炎症・膠原病・慢性感染症
(3) 悪性腫瘍
(4) その他

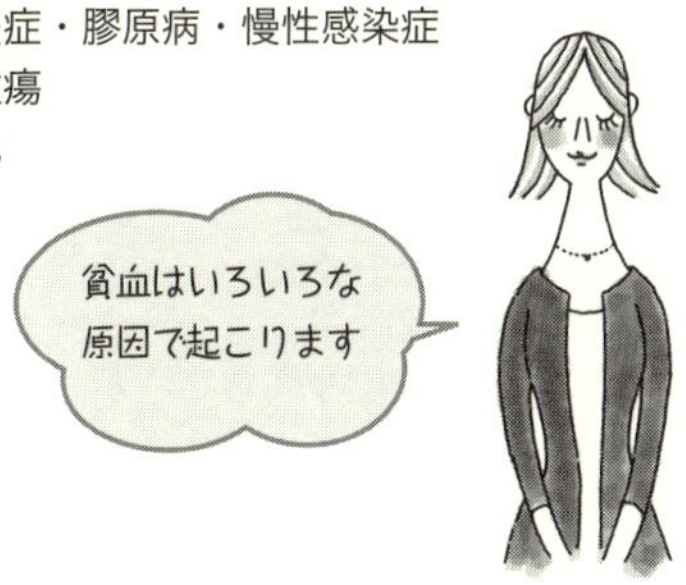

うものの存在が必要です。胃の粘膜が萎縮して内因子が分泌されなくなり、そのためにビタミン$B_{12}$が吸収されなくなってビタミン$B_{12}$欠乏が生じ、典型的な巨赤芽球性貧血となる病気を悪性貧血とよびます。葉酸の欠乏は、極端な偏食で緑黄色野菜をまったく食べないことによって生じることが多いのですが、アルコール依存症の人に見られることもあります。

骨髄での血液のつくり方に異常が生じるものには、骨髄の造血細胞が減少するものと骨髄における造血の過程に異常が生じるものがあります。骨髄の造血細胞が減少する病気は、再生不良性貧血とよばれます。

再生不良性貧血では、血液の中の赤血球、白血球、血小板のすべてが減少します。免疫異常が関与する場合が多いのではないかと考えられていますが、薬剤性のものや先天性のものもあります。貧血を示すばかりでなく、白血球が減少するために感染に弱くなったり、血小板が減少するために出血傾向を示したりします。

骨髄での造血過程に異常が生じて、造血細胞が正常の成熟過程を経ずに途中で死んでしまうために、貧血をはじめとする血液細胞の減少が起こる病気があります。この病気は骨髄異形成症候群とよばれ、白血病に移行することもあります。

また、赤血球は正常では約一二〇日の寿命をもっていますが、その寿命に達する以前に壊れてしまうことを溶血といいます。溶血によって起こる貧血を溶血性貧血とよびます。貧血と同時に黄疸を示すこともしばしばあります。溶血が起こる原因には、赤血球自体の異常と赤血球を取り巻く環境の異常がありす。赤血球自体の異常としては、先天性の赤血球膜の異常や赤血球内の酵素の欠乏などがあります。

血液の病気による貧血ではなく、ほかの病気があるために貧血が出現することがあり、症候性貧血、二次性貧血、あるいは続発性貧血とよびます。これには膠原病、慢性感染症、内分泌疾患、腎疾患、肝疾患などに伴って出現する貧血が含まれています。体の中で鉄の運搬や利用がうまくできないことや、造血因子の産生低下などが関与していると考えられています。

腎臓の機能が悪くなって血液の透析が必要になるような状態を尿毒症とか慢性腎不全とよびます。慢性腎不全は貧血を伴い、腎性貧血とよばれますが、腎性貧血の主要な原因はエリスロポエチンという造血因子の産生低下です。
（一〇六ページ参照）

## 体内の〝鉄〟が不足すると？ ―― 鉄欠乏性貧血

私たちの体の中には、成人男性では約三〜四グラム（体重一キログラムあたり五〇ミリグラム）、成人女性では二グラム前後（体重一キログラムあたり三五ミリグラム）の鉄があります。このうち、体の外から中に入る鉄の量と、体の中から外に出る鉄の量は、それぞれ一日に約一ミリグラムとごくわずかなのです。外に出る量と中に入る量とが同じなら、鉄の総量は減りませんが、外に出る量が中に入る量よりも多いと体内の鉄の総量は少しずつ減少します。いろいろな原因で体の中の鉄が不足します。（一二八ページ参照）

【原因】

体の中に鉄が入るのは、通常は食物の中に含まれる鉄が吸収されるときだけです。それ以外に鉄が体内に入るのは、錠剤の投与と鉄を含むサプリメントを服用する場合と赤血球を輸血する場合に限られます。したがって、通常では、鉄は食物からのみ吸収されます。鉄は、十二指腸と空腸の上部で吸収されます。

一日の食事に含まれている鉄の量は約一〇ミリグラムなのですが、その中から吸収される鉄の量は約一ミリグラムで、約十分の一が吸収されることになります。

一方、鉄は汗や尿や便といっしょに

健康な人における一日あたりの鉄の出納

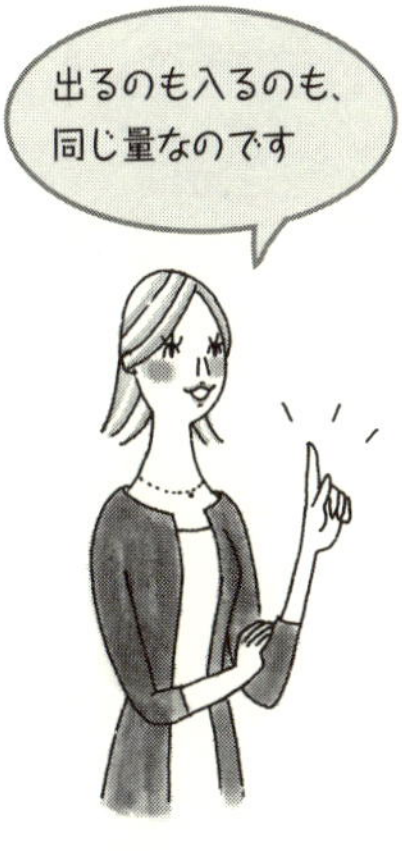


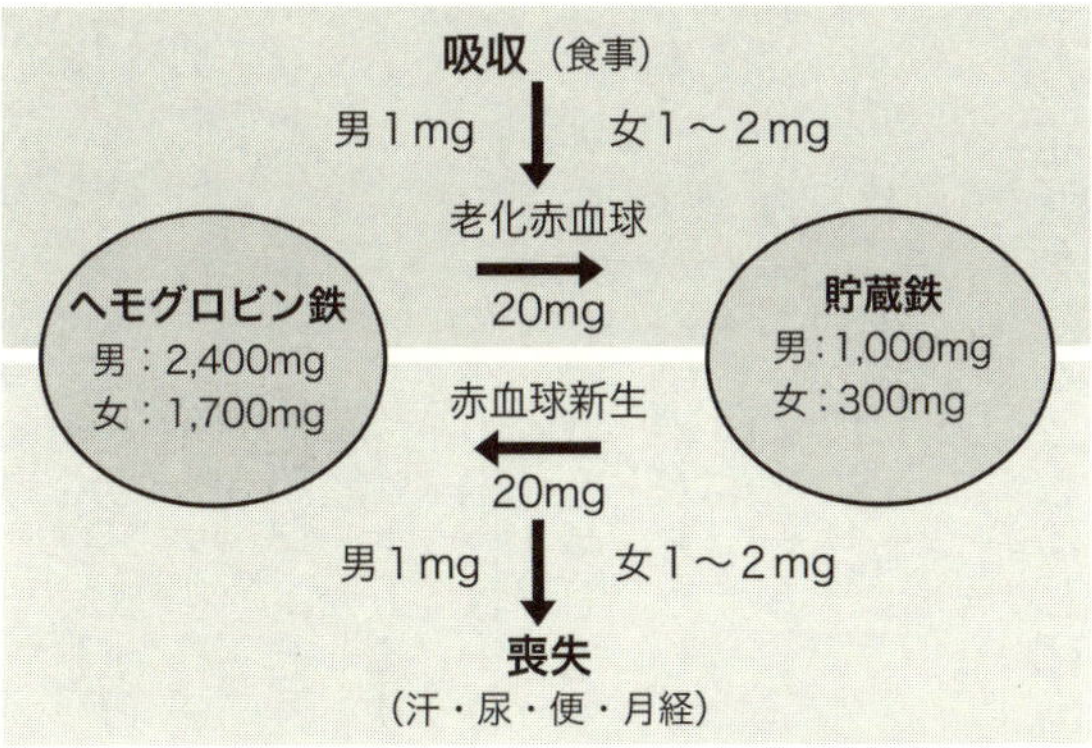


※ヘモグロビン鉄：赤血球に含まれる鉄
貯蔵鉄：肝臓などにある鉄の蓄え

体の外へ失われるのですが、その量は男性では一日に約一ミリグラムです。男性では、鉄の出納は出るのも入るのも一日に約一ミリグラムで、ちょうど収支のバランスがとれているのです。

女性の場合は月経という少量の出血が毎月あるので、鉄の喪失が男性より多くなります。月経の出血量は個人差が大きいのですが、平均して一か月に四五ミリリットルの出血があります。それを三十日で割ると一日一・五ミリリットルの血液が失われることになります。一・五ミリリットルの血液には約〇・七五ミリグラムの鉄が含まれていますので、月経によって一日あたり〇・七五ミリグラムの鉄が余分に失われることになります。したがって、女性の場合は一日あたりの鉄の喪失は約一～二ミリグラムになります。その分、吸収も少し増えて一日に一～二ミリグラムになるのですが、人によっては鉄の出納がどうしても負に傾きがちになります。また、女性は妊娠・出産に際して、約一〇〇〇ミリグラムの鉄が失われますので、鉄欠乏になりやすいのです。授乳に際しても、鉄の需要が増えます。

月経の出血量は元来個人差が大きいのですが、子宮筋腫があるとしばしば出血量が多くなります。また、中年以降から閉経期近くにかけて月経周期が不規則になって、出血量が多くなる場合もあります。

月経は少量の出血が断続的に持続する状態ということができますが、出血が持続すると鉄欠乏に陥ります。たとえば痔からの出血、胃潰瘍や十二指腸潰瘍からの出血、胃がんや大腸がんからの出血、大腸ポリープからの出血などがあると、しばしば鉄欠乏性貧血になります。男性や閉経期以後の女性では、鉄欠乏性貧血の原因は消化管出血によることがもっとも多いのです。

授乳期、小児期、および急速に成長

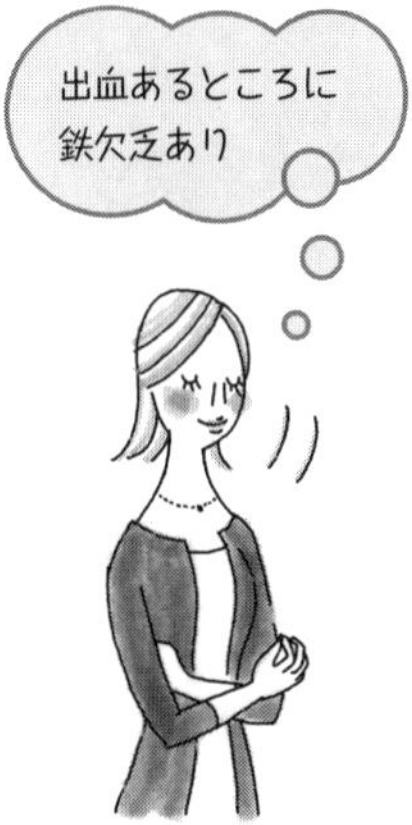


鉄欠乏の原因

1．月経過多
2．消化管出血
（胃潰瘍・十二指腸潰瘍・胃がん・大腸がん・大腸ポリープ・その他）
3．痔
4．胃切除
5．成長期
6．その他

する思春期にも鉄の需要に供給が追いつかず、鉄欠乏に陥ることがあります。また、胃の手術をした後に、鉄の吸収が悪くなって鉄欠乏性貧血になる場合があります。これは、胃酸の分泌が悪くなることが影響していると考えられます。

私たちの体の中の鉄の収支が負に傾くと鉄が不足することは説明しましたが、鉄の収支が負になるとすぐに鉄欠乏になるわけではありません。体の中には貯蔵鉄という鉄の蓄えがあるのです。

貯蔵鉄は主に肝臓に、男性では一〇〇〇ミリグラム、女性では三〇〇ミリグラムくらい蓄えられています。

貯蔵鉄の減少と鉄欠乏性貧血の発症

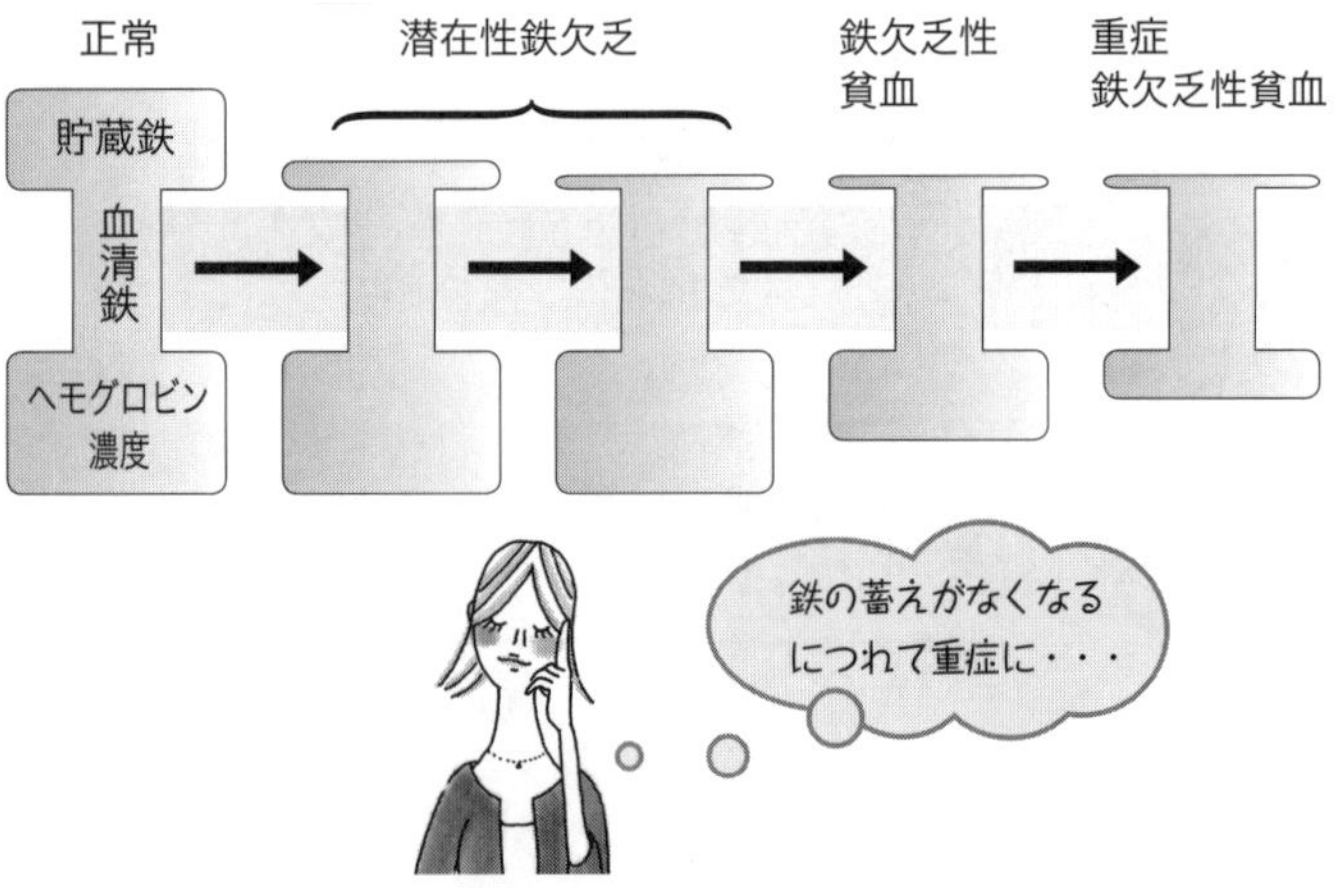

毎日の食事の内容は同じではありませんので、食事中の鉄の含有量は一定ではありません。日によっては、食事から吸収される鉄の量より失われる鉄の量の方が多いのですが、その場合は、貯蔵鉄を使ってやりくりしているのです。貯蔵鉄は貯金のようなものと考えるとわかりやすいと思います。日銭で生活している場合は、雨で仕事に出られない日などもありますから、いくらかの蓄えがないと生活が成り立たないのです。

鉄の収支が負に傾くことが続くと、貯蔵的が使われてだんだん少なくなり、しまいにはほとんどなくなってしまいます。貯蔵鉄がほとんどなくなると、鉄欠乏性貧血になるのです。鉄欠乏性貧血では、赤血球の大きさが小さくなるという特徴があります。

【症状】

顔色が悪い、めまいや立ちくらみがする、息切れがする、動悸がする、頭痛がする、疲れやすいなどの貧血の一般的な症状が見られます。そのほかに、爪がもろくなったり、毛髪が弱くなったりします。爪の甲の中央部がくぼんで、さじ状爪といわれる特異な形になることもあります。また、食べ物が飲み込みにくくなったり、舌や唇が荒れて痛くなったり、唇の端が荒れる口角炎になることもあります。味覚が変化して、氷をガリガリかんで食べたくなったりすることもあります。変わった物が食べたくなって、外国では壁土を食べたりするといったことも書かれていますが、日本では少ないようです。しかし、氷が食べたくなるということはよくあります。

鉄欠乏性貧血は、少しずつ進行する病気なので、まったく症状の訴えがない場合がよくあります。健康診断の血

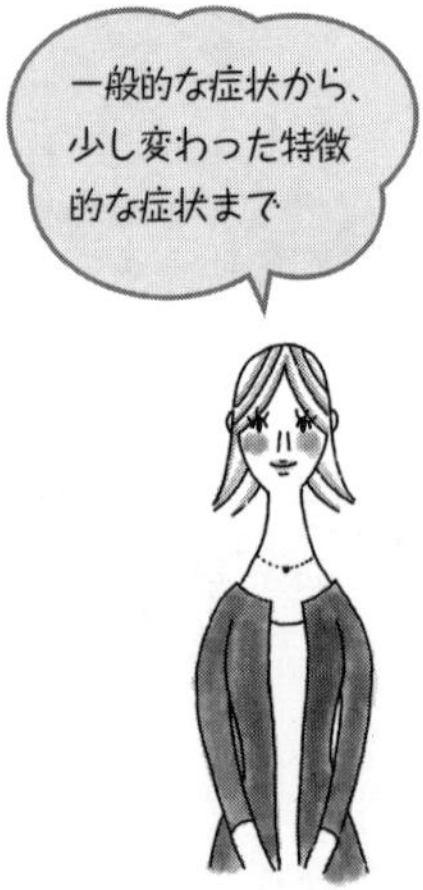
一般的な症状から、
少し変わった特徴
的な症状まで

鉄欠乏性貧血の症状

---

1．貧血の一般的症状（P.63 参照）
2．鉄欠乏に特徴的に見られるもの
- 爪がもろくなる（よく見られる）
- さじ状爪（まれに見られる）
- 食べ物が飲み込みにくくなる
- 舌や唇が荒れる
- 氷をガリガリ食べたくなる

---

液検査で貧血を指摘されるまで、まったく自覚症状がないという人もいます。それでも、よく聞いてみると、疲れやすいのは年のせいだと思っていたとか、階段を上ったときは少し休んでいたなどということが多いようです。まったく自覚症状がなかった人でも、治療をして貧血がよくなると、楽になったと感じるようになります。

【治療】

食事からの鉄の吸収は、一日にせいぜい一～二ミリグラムとごくわずかなので、いったん鉄欠乏状態になると、食事に気をつけるだけでは貧血はよくなりません。

鉄欠乏性貧血の治療は、鉄剤を飲むことが原則です。鉄剤には飲み薬と注射薬がありますが、通常は飲み薬を使います。飲み薬には、錠剤、カプセル剤、小児のためのシロップ剤があります。治療効果はどれも同じです。鉄剤は食後に飲むことが多いのですが、いつ飲んでも同じです。夜寝る前でもかまいません。緑茶や紅茶、コーヒーなどに含まれているタンニンは鉄の吸収を抑制することが知られていますので、以前は鉄剤を飲むときには緑茶やコーヒーなどをいっしょにとらないように指導していました。しかし、最近の鉄剤は吸収がよいので、お茶などといっしょに飲んでも効果に変わりがないことが明らかになりました。現在では、鉄剤を飲むときに、お茶やコーヒーを制限する必要はありません。また、ビタミンCは鉄の吸収を促進することが知られています。ビタミンCと鉄剤をいっしょに飲むと鉄の吸収に効果的なのですが、鉄剤だけで十分な治療効果がありますので、無理にビタミンCをいっしょにとる必要はありません。

また、鉄剤を飲むと便の色が黒くなります。これは鉄特有の色のためで、まったく心配ありません。鉄剤を飲むと気持ちが悪くなるという人がいますが、通常は数日飲むと慣れることが多いのです。それでも気持ちが悪い場合は、鉄剤の種類を替えると平気になる場合がほとんどです。胃薬をいっしょに飲むことも役に立ちます。鉄剤を飲むと便秘になる人もいますが、その場合は便秘の薬を併用することでよくなります。

鉄剤を飲んで貧血がよくなり、血液検査所見が正常に戻ったら、からっぽになっていた貯蔵鉄を補うために、さらに六か月くらい鉄剤の服用を続けます。貯蔵鉄を十分に補っておかないと、すぐに鉄欠乏状態に逆戻りしてしまいます。

鉄剤には飲み薬のほかに静脈注射用の薬もあります。注射用鉄剤は、吐き気などの消化器症状のためにどうしても飲み薬が飲めないときや、腸からの吸収が著しく悪い場合、手術予定などのために緊急に貧血を改善する必要がある場合などに用いられます。

鉄欠乏性貧血では、治療を開始すると同時に、原因になる病気がないかどうかを検査することが大切です。子宮筋腫がないかどうか、胃がん、大腸がんなどがないかどうかを調べることが必要です。消化管からの出血の有無を調べるには、便潜血の検査が役に立ちます。胃がんや大腸がんなどの病気が見つかった場合は、そちらの治療を行うことはいうまでもありません。

鉄欠乏性貧血は再発することが多いので、よくなってからも半年に一回くらいは血液検査をして、貧血の再発がないかどうかを調べることが必要です。特に女性に多い、月経過多による鉄欠乏性貧血は、よくなっても、しばしば再発します。中年以降の女性で鉄欠乏傾向の人は、定期的に血液検査を受けて、閉経までは断続的に鉄剤を飲むことが勧められます。月経過多による鉄欠乏性貧血は、閉経以後は改善するので、鉄剤を飲む必要はなくなります。

【食事療法】

鉄欠乏性貧血の治療は鉄剤を飲むことが原則なのですが、よくなってからは食事に気をつけることも大切です。

食品に含まれている鉄には、主に動物性食品に含まれる「へム鉄」と、主に植物性食品に含まれる「非へム鉄」とがあります。へム鉄は吸収がよく、非へム鉄はへム鉄よりも吸収が悪いという特徴があります。鉄を多く含む食

鉄を多く含む食品

| 品 名 | 100g あたり (mg) | 1 回あたり (mg) |
|---|---|---|
| 豚レバー | 13.0 | 7.8 |
| 乾燥ひじき | 55.0 | 5.5 |
| 鶏レバー | 9.0 | 5.4 |
| しじみ | 10.0 | 5.0 |
| 牛もも肉 | 2.3 | 2.3 |
| 大豆 | 9.4 | 1.9 |
| 納豆 | 3.3 | 1.7 |
| 切り干し大根 | 9.7 | 1.4 |
| パセリ | 9.3 | 0.5 |
| いりごま | 9.9 | 0.3 |

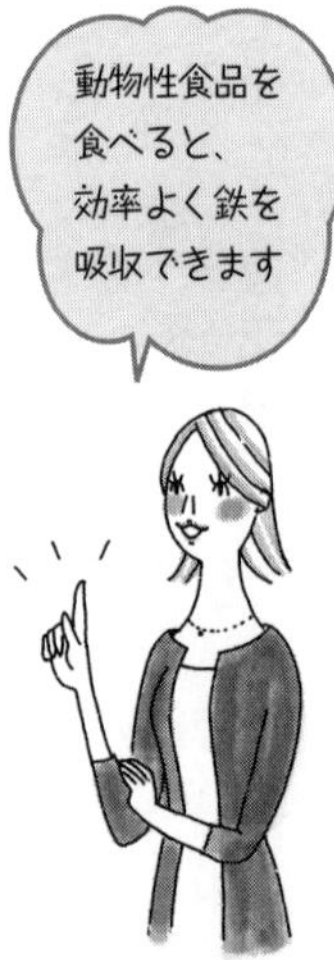
動物性食品を
食べると、
効率よく鉄を
吸収できます

品を表に示しますが、鉄の含有量と吸収率とを考えあわせると、鉄を吸収するには、肉や魚などの動物性食品を食べるのが効率的です。鉄欠乏性貧血になったことのある人は、なるべく鉄を多く含む食品を食べるように気をつけることが勧められます。

健康食品あるいはサプリメントとよばれるもののなかで、鉄が入っているものがあります。これらの一日量には、鉄として一～五ミリグラムが含まれている場合が多いようです。健康食品やサプリメントで鉄を含んでいると宣伝していても、その含有量はとても少ないことが多いのです。サプリメントなどは、どれくらい吸収されるのかなどは検討されておらず、また臨床効果についても検討されていません。鉄欠乏性貧血の治療に健康食品やサプリメントを使うことは、焼け石に水というところで、十分な効果は期待できません。

通常の鉄剤には、一錠あるいは一カプセルあたり、五〇～一〇〇ミリグラムの鉄が含まれていて、確実な効果があることが確認されています。それに、鉄剤は驚くほど安価で、サプリメントの方がはるかに高価ですから、鉄欠乏性貧血の治療は鉄剤によるのが王道で、サプリメントは勧められません。

食事に含まれている鉄は、そのうちせいぜい一〇〜一五パーセントくらいしか吸収されないので、食事からとるべき鉄の量は少なくとも一日に一〇ミリグラムになります。月経のある女性は失う鉄が多いので、もっと多く摂取しなければなりません。一日に少なくとも一五ミリグラムは摂取しなければならないと考えられます。

厚生労働省が発表している「日本人の食事摂取基準」(二〇一〇年)では、月経のある女性は一〇・五〜一四・〇ミリグラムとしていますが、これは実際の必要量よりやや少ないと考えられます。日本鉄バイオサイエンス学会が示

一日あたりに食事からとるべき鉄の所要量

| 年齢 | 男性 | 女性 |
|---|---|---|
| 1歳以下 | 6〜10mg | |
| 1〜11歳 | 10mg | |
| 12〜19歳 | 12mg | 15mg |
| 20〜49歳 | 10mg | 15mg |
| 50歳以上 | 10mg | 10mg |

(日本鉄バイオサイエンス学会による)

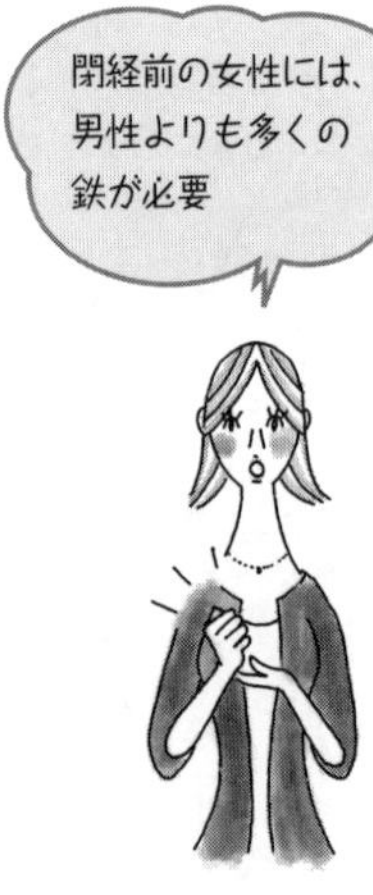
閉経前の女性には、
男性よりも多くの
鉄が必要

している一五ミリグラムが妥当と考えられます。年齢別・男女別の食事からとるべき鉄の所要量を表に示します。

## ビタミン$B_{12}$、葉酸が欠乏すると？――巨赤芽球性貧血

ビタミン$B_{12}$あるいは葉酸が欠乏すると、体内の細胞が分裂と増殖をくり返して生きてゆくうえで必要なDNA合成が障害されます。血液細胞のDNA合成が障害されて貧血になるのが、巨赤芽球性貧血です。

赤血球のもとになる赤芽球が巨大化するなど、特徴的な形態上の変化が各種の血液細胞に出現して巨赤芽球性変化とよばれます。ビタミン$B_{12}$欠乏あるいは葉酸欠乏による貧血を、巨赤芽球性貧血と総称します。

【原因】

食物中に含まれているビタミン$B_{12}$は、胃から胃液の中に分泌される内因子と

いう物質と結合して小腸で吸収されます。内因子がないと食物中にビタミン$B_{12}$があっても吸収することができないのです。したがって、胃を手術で全部切除してしまうと、内因子が出なくなってビタミン$B_{12}$が吸収されなくなります。反対に、胃があるのに内因子が分泌されなくなってビタミン$B_{12}$欠乏になる病気を悪性貧血とよびます。

悪性貧血は高齢者に多い病気で、胃の粘膜が萎縮する萎縮性胃炎が同時に見られます。悪性貧血の症状が進行すると、貧血の症状ばかりでなく、舌がつるつるになって痛くなったり（ハンター舌炎）、足がしびれたり、白髪になったりします。

悪性貧血は二〇世紀の初頭までは治癒が困難な病気でしたが、二〇世紀の前半に研究が進んで、ほぼ病態が明らかになりました。悪性貧血の病態の解明は、二〇世紀の血液学の進歩のなかでも代表的なものの一つです。

葉酸の欠乏は、極端な偏食で緑黄色野菜をまったく食べないことによって生じることが多いのです。また、アルコール依存症の人に見られることもあります。先天性の溶血性貧血の人は、葉酸の需要が増大するので、葉酸欠乏になることがあります。

【治療】

巨赤芽球性貧血の治療は、ビタミン$B_{12}$欠乏に対してはビタミン$B_{12}$を筋肉注射で補充します。ビタミン$B_{12}$の補充は、長期間継続する必要があります。ビタミン$B_{12}$を補充するには、飲み薬を毎日飲むことでも有効なことが知られていま す。飲み薬の場合は、比較的大量を毎日飲む必要があるのに対し、注射薬の場合は、一定期間頻回に投与してからの維持療法は一〜三か月に一回の投与でよいので、注射薬を用いることが一般的です。健康保険で認められているのも注射薬による治療です。

葉酸欠乏に対しては、葉酸を飲み薬で補充します。偏食のために葉酸欠乏に陥っている場合は、葉酸を服用することに加えて生活習慣の改善が必要です。

## 血液細胞が減少する難病——再生不良性貧血

再生不良性貧血は、多くの貧血のなかでも重症になることの多い病気で、厚生労働省の定める難病にも指定されています。

　再生不良性貧血は、骨髄の働きが悪くなって、血がつくられなくなる病気です。再生不良性貧血は、骨髄で血液をつくる造血細胞が減少してしまい、赤血球、白血球、血小板のすべての血液細胞の産生が低下するために、血液の中の赤血球、白血球、血小板の数が少なくなってしまいます。骨髄では造

再生不良性貧血の病態

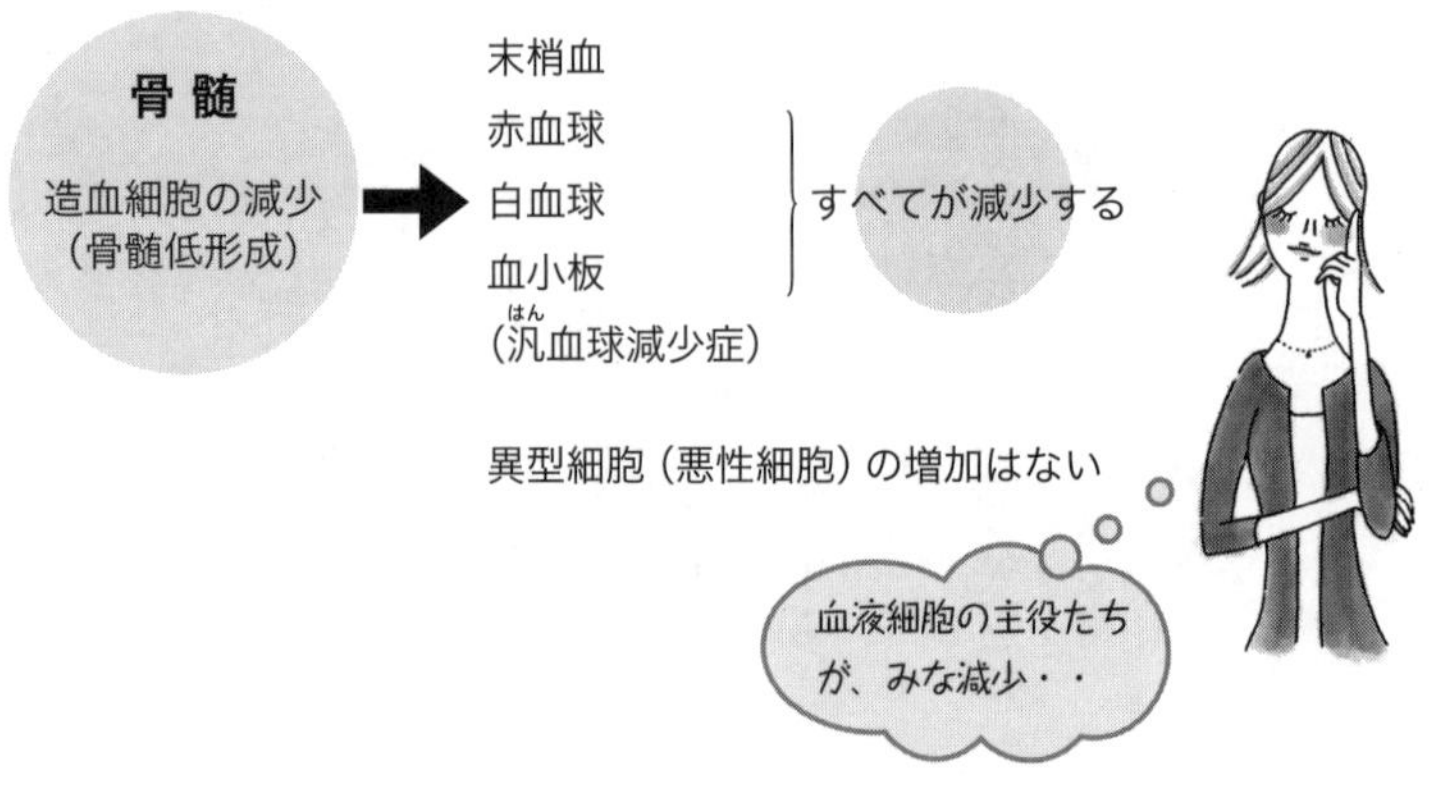

血細胞が減少する代わりに、脂肪組織が増えてしまいます。

再生不良性貧血では、すべての血液細胞が減少します。したがって、赤血球減少によって貧血が出現する以外に、白血球減少によって感染症にかかりやすくなったり、血小板減少のために出血しやすくなります。

### 【症状】

再生不良性貧血では、貧血による症状が主な自覚症状になります。貧血が強くなると、動悸、息切れ、めまい、頭痛などの貧血に共通して見られる症状が現れます。そのほかに、血小板数

再生不良性貧血の症状

・赤血球減少 ➡ 貧血の一般的症状（P.63 参照）
・白血球減少 ➡ 感染症にかかりやすくなる
・血小板減少 ➡ 出血しやすくなる
（紫斑、小出血斑、鼻出血など）

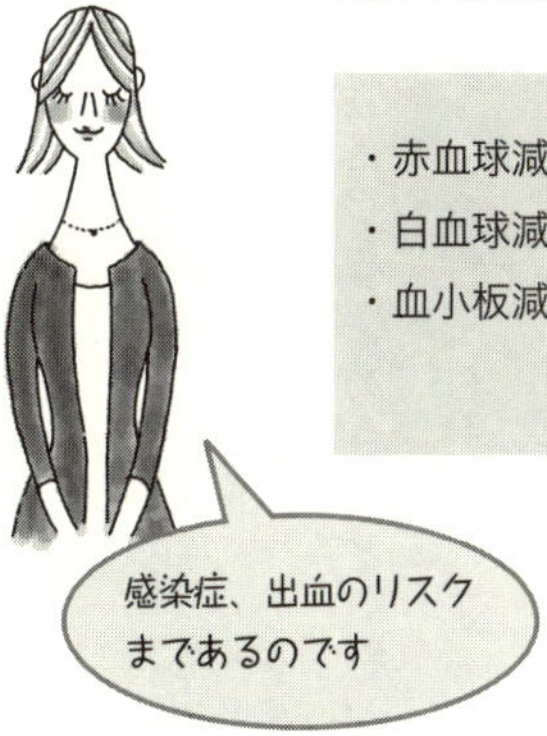

が減少するために出血しやすくなり、ぶつけた覚えがないのに手足に青あざができたり、歯を磨くと歯茎から出血しやすくなったりします。
再生不良性貧血は、比較的軽症で症状がほとんどないものから、重症で輸血を必要とするものまで、重症度はさまざまです。貧血はゆっくり進行すると自覚症状として現れにくいこともあります。血小板減少による青あざなどで気がつくこともあります。また、鼻出血もよく見られます。女性では月経による出血が止まらなくなったりすることもあります。

【頻度】

再生不良性貧血は比較的少ない病気で、一九九三年の全国調査では、日本の推定有病者は約五〇〇〇人で、男女比は二対三でやや女性に多い傾向が見られました。年間の新たな発症は、一〇万人あたり二人くらいです。しかし、欧米での年間の新たな発症は一〇〇万人に二人程度とされていますので、日本では欧米に比べると多いということができます。
再生不良性貧血を発症する年齢は、六〇〜七〇歳の高齢者に多いのですが、一〇代の青少年層にも小さなピークがあり、全年齢層に見られます。

**［原因］**

再生不良性貧血は、先天性のファンコニ貧血とよばれる特殊なものもあるのですが、大多数は後天性のもので遺伝によるものではありません。大多数の原因はよくわからないのですが、特殊なものとして、薬が原因になっているもの、肝炎に続発するもの、妊娠に伴うものなどがあります。

薬が原因になっているものでは、以前よく使われた抗生物質のクロラムフェニコール（クロロマイセチン®）、経

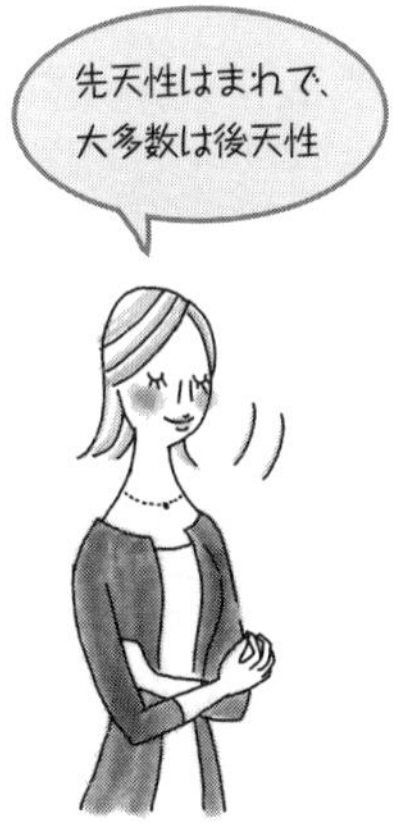


再生不良性貧血の病型

| 先天性 | 後天性 |
|---|---|
| 1．ファンコニ貧血<br>2．その他 | 1．特発性<br>2．二次性<br>(1) 薬剤性<br>(2) 肝炎後<br>(3) ウイルス<br>(4) 放射線<br>(5) その他 |

口糖尿病薬、抗てんかん薬、鎮痛解熱薬などの使用の後に発症する例のあることが知られています。そのせいで、クロラムフェニコールは、最近ではほとんど使われなくなりました。そのほかに、ベンゼンなどの有機溶剤を長期間取り扱った人に発症することがあります。

また、B型肝炎やC型肝炎などのウイルス性肝炎にかかって、急性期を過ぎて回復したころに再生不良性貧血になる場合があります。

妊娠に伴う再生不良性貧血はまれですが、原因不明の再生不良性貧血の女性が妊娠すると、病気は一般に悪くな

再生不良性貧血の発生機序

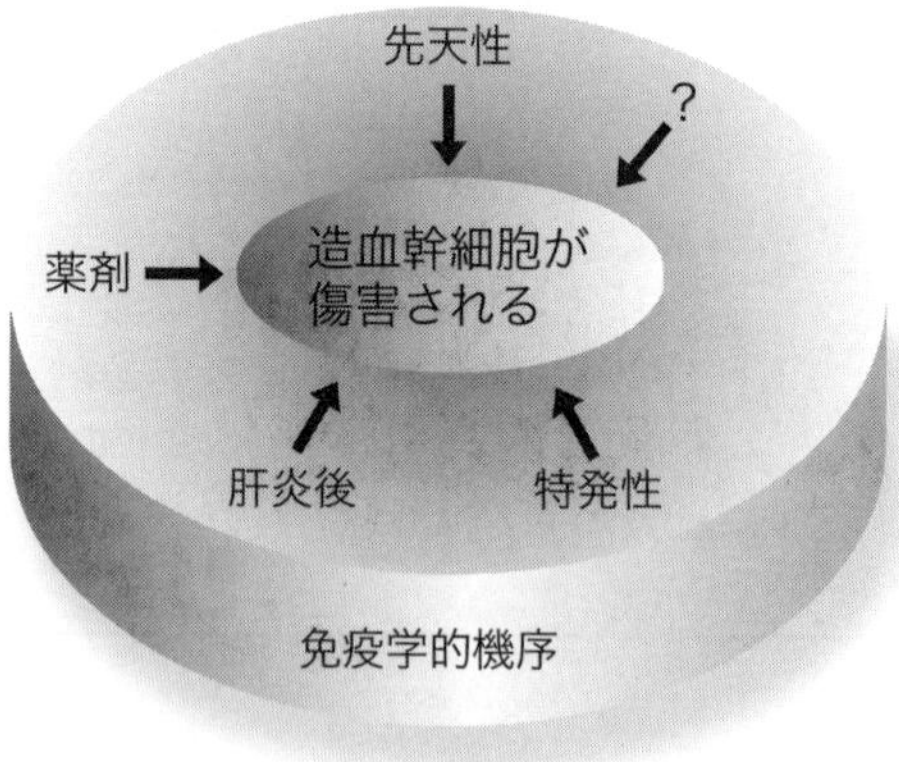


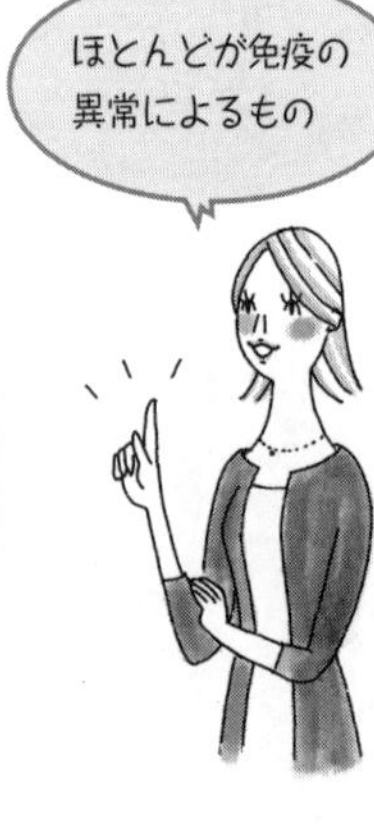

ることが多いようです。

もっとも多い原因不明のものは特発性とよばれますが、免疫の異常が関係していると考えられています。いろいろな研究結果から、骨髄の中のリンパ球に異常が生じて造血幹細胞を傷害することが、再生不良性貧血という病気の本態であると考えられるようになりました。リンパ球による免疫の異常を抑えるために免疫抑制療法を実施すると、効果が見られることも、再生不良性貧血に免疫の異常が関係していることを示しています。

特発性のものばかりでなく、薬剤性あるいは肝炎後の再生不良性貧血にも免疫抑制療法が有効なので、再生不良性貧血では、先天性のものを除くと、ほとんどの病型が免疫の異常によるものだと考えられるようになりました。

【重症度】

再生不良性貧血は、血液検査の結果から、軽症、中等症、重症に分けられます。最近では、やや重症と最重症を加えた五段階の重症度基準が使われています。

再生不良性貧血の重症度基準（平成 16 年度改訂）

| | | | |
|---|---|---|---|
| stage1 | 軽 症 | 下記以外 | |
| stage2 | 中等症 | 以下の 2 項目以上を満たす | |
| | | 網赤血球 | 60,000 / μl 未満 |
| | | 好中球 | 1,000 / μl 未満 |
| | | 血小板 | 50,000 / μl 未満 |
| stage3 | やや重症 | 以下の 2 項目以上を満たし、定期的な赤血球輸血を必要とする | |
| | | 網赤血球 | 60,000 / μl 未満 |
| | | 好中球 | 1,000 / μl 未満 |
| | | 血小板 | 50,000 / μl 未満 |
| stage4 | 重 症 | 以下の 2 項目以上を満たす | |
| | | 網赤血球 | 20,000 / μl 未満 |
| | | 好中球 | 500 / μl 未満 |
| | | 血小板 | 20,000 / μl 未満 |
| stage5 | 最重症 | 好中球 200/ μl 未満に加えて、以下の 1 項目以上を満たす | |
| | | 網赤血球 | 20,000 / μl 未満 |
| | | 血小板 | 20,000 / μl 未満 |

（厚生労働省の班会議で策定したもの）

※注：定期的な赤血球輸血とは毎月 2 単位以上の輸血が必要なときを指す

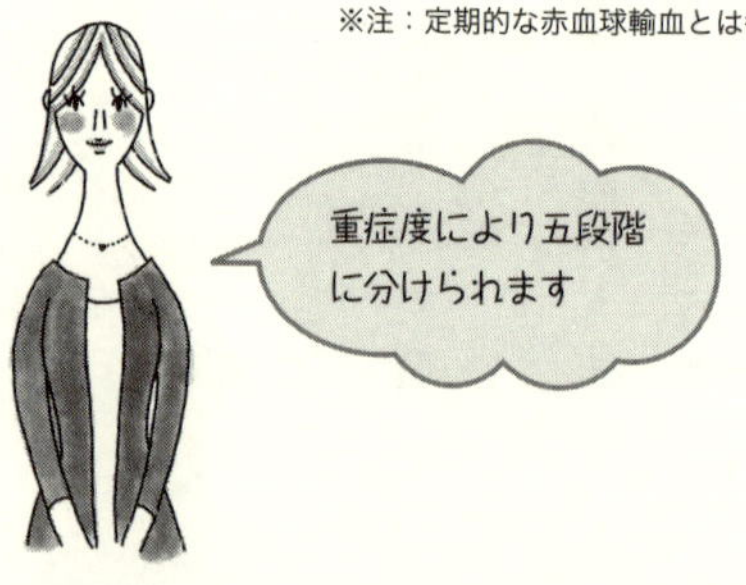

【治療】

再生不良性貧血の主な治療法は骨髄移植と免疫抑制療法です。骨髄移植は、重症または最重症で、患者の年齢が四〇歳未満と若く、兄弟姉妹にＨＬＡ（human leukocyte antigen：ヒト白血球抗原）が合致した骨髄提供者（ドナー）がいる場合に適応になります。骨髄移植が適応にならない最重症、重症、やや重症、中等症に対しては免疫抑制療法を実施します。

免疫抑制療法には、抗胸腺細胞グロブリン（anti-thymocyte globulin：ＡＴＧ）とシクロスポリンという薬が用いられます。抗胸腺細胞グロブリンは、小児の胸腺細胞でウマやウサギを免疫して作成したガンマグロブリン製剤で、胸腺細胞に対する抗体を含んだ血清ということができます。現在はウサギの血清製剤が用いられています。ＡＴＧは発症後一年以内に実施すると有効率が高く、約七〇パーセントの有効率を示しています。

軽症例に対しては、蛋白同化ホルモン剤の投与が試みられることが多く、ときには無治療で経過観察することも行われます。

重症例では輸血が必要になることがしばしばあります。輸血は、通常は赤血球濃厚液が投与されます。血液検査のヘモグロビン濃度が七g／dlを下回らないように輸血をするのが通常の目安なのですが、高齢者では息切れなどの貧血症状が若い人よりも出やすいので、ヘモグロビン濃度をもう少し高く保つように赤血球輸血を多めにすることが行われます。

鼻出血、口腔からの出血などが持続する場合は血小板輸血が行われます。血小板輸血は頻回に行うと、血小板に対する抗体が体内にできて、血小板輸血をしても血小板数の上昇が見られなくなってしまいますので、必要なときにだけ実施されています。

## 造血細胞が途中で死んでしまう、骨髄異形成症候群

骨髄異形成症候群（myelodysplastic syndrome：ＭＤＳ）は、最近増えてきた病気で、高齢者に多く、高齢者の貧血として診断されることが多くなってきました。

【病態】

ＭＤＳは、骨髄の造血細胞が正常の成熟過程を経ずに途中で死んでしまうためにうまく血液細胞をつくることができず、血液細胞の減少がもたらされて、貧血や白血球減少、血小板減少などが現れる病気です。造血細胞が成熟過程の途中で死んでしまうことを、無効造血とよんでいます。

ＭＤＳは、高齢者に多い病気です。ＭＤＳはいくつかの病型に分けられていますが、白血病に移行することもあります。白血病は通常は前ぶれなく突然発病するのですが、何か前兆のような症状に引き続いて発病することがまれにあり、そのような状態を前白血病状態とよんでいます。ＭＤＳは、前白血病状態の代表的なものということができます。

【分類】

ＭＤＳの一般的な分類を表に示します。不応性貧血という言葉はＭＤＳの同義語として使われることもあります。芽球というのは未分化な細胞を意味しており、白血病細胞とほぼ同義語です。一般に、不応性貧血と鉄芽球性貧血は白血病に移行する頻度が少なく、芽球増加を伴う不応性貧血では、白血病に移行する頻度が高いことが知られています。慢性骨髄単球性白血病は、末梢血で単球が増加するという特徴をもつ特殊な病型です。ＭＤＳの分類には、ＦＡＢ(French-American-British Cooperative Group)分類あるいはＷＨＯ分類などいくつかの分類がありますが、基本的には大きな違いはありません。

【症状】

ＭＤＳでは、貧血が主な症状であることが多いのですが、血小板減少によって出血しやすくなったり、白血球

骨髄異形成症候群（ＭＤＳ）の分類

| 病　型 | 芽　球 |
|---|---|
| 不応性貧血 | 骨髄＜5%、末梢血＜1% |
| 鉄芽球性貧血 | 同上、環状鉄芽球増加 |
| 芽球増加を伴う不応性貧血 | 骨髄5～19%、末梢血＜5% |
| 慢性骨髄単球性白血病 | 骨髄＜20%、末梢血＜5%、末梢血単球増加 |

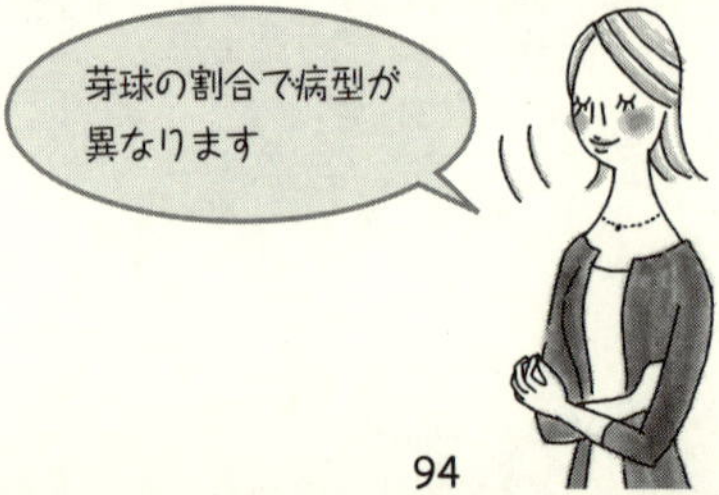

の減少によって感染症にかかりやすくなったりすることもあります。血液中の赤血球、白血球、血小板が減少するということでは、ＭＤＳと再生不良性貧血は同じなので、臨床症状も、ＭＤＳと再生不良性貧血ではよく似ています。

**［治療］**

ＭＤＳの治療は、現状では確立したものはないのですが、新しい治療法が種々試みられています。病型により、血球減少の程度が異なるので、病気の今後の経過（これを予後といいます）を予測することも行われています。

患者さんの年齢が若く予後不良と判断される場合は、骨髄移植などの造血幹細胞移植が行われます。造血を刺激する薬や悪性細胞を抑制すると考えられる薬の投与が行われる場合もあります。染色体異常の有無を検索して有効な薬剤を見つけることも行われています。白血病に移行した場合、あるいは移行しつつある場合には、急性白血病に準じて抗腫瘍薬が投与されます。薬の効果が不十分な場合には、多くは輸血が必要になります。頻回の輸血が必要になることもしばしばあります。

## 赤血球のもと、赤芽球が極端に減少する、赤芽球癆

赤芽球癆（pure red cell aplasia：ＰＲＣＡ）は、高度の貧血を起こすまれな病気です。赤血球、白血球、血小板は骨髄の造血幹細胞から分化してできるのですが、ＰＲＣＡでは赤血球に分化する系統だけが傷害されて赤血球産生が極端に少なくなってしまい、高度の貧血になります。骨髄の造血細胞の中で、赤血球のもとになる赤芽球がほとんどなくなってしまうので赤芽球癆という病名がついています。

[診断]

ＰＲＣＡを診断するには、骨髄穿刺をして骨髄の中の赤芽球が極端に少なくなっていることを確認します。血液の所見では、貧血があって、若い赤血球である網赤血球が極端に少なくなっています。臨床症状はほかの貧血と同様で、貧血の進行とともに息切れなどの症状が強くなります。

【治療】

ＰＲＣＡは免疫の異常によって赤芽球が傷害されるのが主な原因で、治療には免疫抑制薬が投与されます。主に使われる薬はシクロスポリンです。シクロスポリンにステロイドホルモンを組み合わせて用いることもあります。シクロスポリンなどの投与によって、七〇〜九〇パーセントは貧血が改善します。しかし、薬を中止すると再発することが多いので、慎重に治療を継続する必要があります。

ＰＲＣＡは、胸腺腫や悪性リンパ種、顆粒リンパ球増多症などの血液の病気に伴発することもあります。もとになる病気がある場合は、治療法も変わってきます。

【ウイルス感染】

ＰＲＣＡは、小児にりんご病を起こすことで知られているパルボウイルスＢ19の感染に引き続いて発症する場合があることも知られています。パルボウイルスＢ19感染によるものは、感染症がよくなれば貧血も改善し、再発することはありません。

## 赤血球が寿命に達する前に壊れてしまう、溶血性貧血

赤血球は骨髄でつくられて、血液に入って全身を回るのですが、寿命は約一二〇日です。老化して寿命になった赤血球は体内の細網内皮系（網内系）とよばれる組織で処理され、赤血球内の鉄は再利用されます。赤血球が正常の寿命に達する以前に壊れてしまうことを溶血といいます。

骨髄の造血機能には余力があって、赤血球の寿命が多少短くなっても、その分くらいを余計につくるようになりますので、通常は貧血にはならないのですが、赤血球の寿命がかなり短くなると赤血球の数が少なくなって貧血になります。

溶血によって貧血が出現することを溶血性貧血とよびます。溶血性貧血では、貧血と同時に黄疸を示すことがしばしばあります。黄疸では、ビリルビンとい

う黄色い色素の濃度が血液の中で高くなるために皮膚が黄色く見えます。

## 【分類】

溶血性貧血は、赤血球それ自体の異常による場合と、赤血球を取り巻く環境の異常による場合とがあります。赤血球それ自体の異常は先天性の場合が多いのですが、環境の異常は後天性のものです。

先天性の赤血球の異常としては、赤血球の表面を覆っている膜の異常や赤血球内の酵素の欠乏などがあります。赤血球膜の異常としては、遺伝性球状赤血球症という病気が代表的なもので

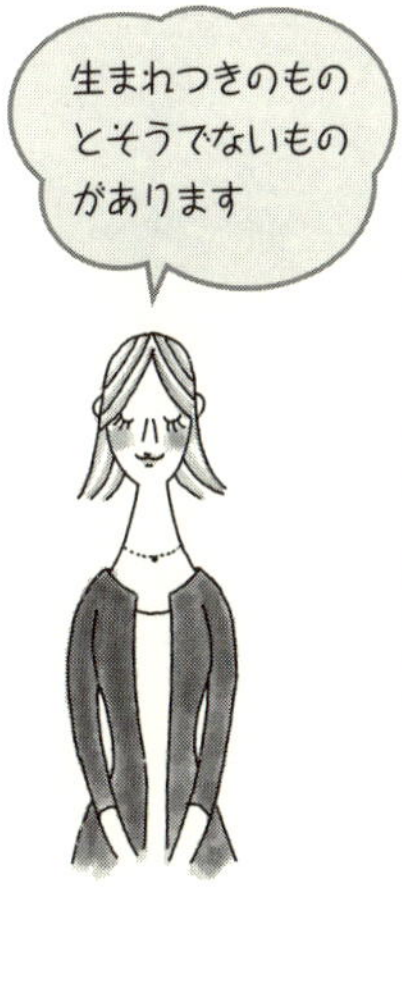
生まれつきのもの
とそうでないもの
があります

溶血性貧血の分類

| 先天性 |
| --- |
| ・赤血球膜異常（遺伝性球状赤血球症） |
| ・赤血球酵素異常（G6PD*欠乏症、PK**欠乏症） |

| 後天性 |
| --- |
| ・自己免疫性溶血性貧血 |
| ・発作性夜間血色素尿症 |
| ・その他 |

*：グルコース6リン酸脱水素酵素　**：ピルビン酸キナーゼ

す。正常な赤血球は中央がくぼんだ円盤状の形をしているのですが、遺伝性球状赤血球症の赤血球は、生まれつき赤血球の膜の蛋白質に異常があるために、やや球状の形をしています。球状の赤血球は円盤状の赤血球よりも壊れやすく、細いところや狭いところを通ったときに壊れることが多いので、溶血を起こすのです。

遺伝性球状赤血球症では、貧血のほかに黄疸もよく見られます。赤血球が壊れ、中に含まれているヘモグロビンが代謝されて、ビリルビンという黄色い色素になるので黄疸になるのです。ビリルビンが胆のうの中にたまって、胆石(ビリルビン結石)ができることがしばしばあります。

赤血球内の酵素が低下していることによる先天性の溶血性貧血には、グルコース6リン酸脱水素酵素(G6PD)欠乏症やピルビン酸キナーゼ(PK)欠乏症などがあります。

また、生まれつきではなく、後天性に赤血球や白血球の膜に異常が出現して赤血球が壊れやすくなる病気があります。この病気では、睡眠中に赤血球が壊れて、起床時の尿がコーラのような茶~黒褐色になるという特徴があり、発作性夜間血色素尿症とよばれます。

赤血球を取り巻く環境の異常は後天性に出現するものですが、免疫の異常によって赤血球に対する抗体が体の中にできて、赤血球が壊されてしまう自己免疫性溶血性貧血という病気があります。特に誘因もなく突然発症することが多いのですが、悪性リンパ腫などの血液の病気に伴って出現する場合もあります。

赤血球を取り巻く環境の異常としては、そのほかに、血液の流れに乱れが生じるなどの機械的な要因によって赤血球が壊されてしまうことによる貧血などがあります。そのような例としては、スポーツなどで足の裏を強く地面や床に打ちつけることによる行軍血色素尿症や、心臓の弁置換術の施行後などがあります。また、血管内の凝固の異常である播種性血管内凝固（disseminated intravascular coagulation：ＤＩＣ）という状態では、赤血球が壊されやすくなって、赤血球破砕症候群といわれる状態になります。


【治療】

先天性の溶血性貧血の場合、酵素異常症は治療法がないのですが、球症赤血球症は脾臓を摘出する手術をするとよくなります。遺伝性球状赤血球症では脾臓で赤血球を壊すことが多いので、脾臓を取り除くことで症状が改善されるのです。脾臓の摘出術は学童期になる前は行わない方がよいとされていますが、学童期以後は安全に行うことができます。現在では、お腹を切らずに行う腹腔鏡による手術が多くなっています。胆石症を併発していることが多いので、胆のうも同時に摘出するのが一般的です。手術の前には、肺炎球菌に対する予防注射が行われます。

後天性の自己免疫性溶血性貧血の治療は、免疫を抑える目的でステロイドホルモンが使われます。多くは飲み薬を飲むことによって、症状が改善します。症状が改善してからも再発することがありますので、長期間にわたって経過を追うことが必要です。

## 起床時に茶～黒褐色の尿が出る、発作性夜間血色素尿症

発作性夜間血色素尿症（paroxysmal nocturnal hemoglobinuria：ＰＮＨ）は、発作性夜間ヘモグロビン尿症ともいいます。ＰＮＨは特殊な病気で、後天性の溶血性貧血であり、また再生不良性貧血に近い病気でもあります。

ＰＮＨでは、後天性に血液細胞の膜の蛋白質に異常が生じて溶血が起こりやすくなります。しばしば睡眠中に溶血が起き、起床時の尿の中にヘモグロビン（血色素）が多く含まれるために、まるでコーラのような茶褐色あるいは黒褐色の尿が出ることが特徴です。感染症などを引き金として溶血が悪化することも多く見られます。

**【分類】**

ＰＮＨには、溶血を主体として白血球数や血小板数には著しい変化のないタイプと、溶血とともに白血球減少、血小板減少を伴うタイプがあります。また、再生不良性貧血の経過中にＰＮＨが出現してくることがあり、再生不良性貧血

—PNH症候群とよびます。

PNHの経過中に、次第に骨髄が低形成になる（細胞数が減少する）こともあります。PNHでは、血管内に血液がつまる血栓症を起こすことがあります。手術や出産などに伴って、血栓症が起きやすいことも知られています。

**[治療]**

PNHの治療は、溶血発作を抑えるために少量のステロイドホルモンを投与したり、骨髄が低形成の場合には蛋白同化ステロイドを投与して造血を刺激したりします。血栓症の予防として、ワルファリンという抗血栓薬を飲むことも行われます。ひどい溶血発作があると急激に貧血が進みますので、赤血球輸血が必要になります。赤血球輸血をくり返すうちに溶血発作が落ち着いてくると、輸血をしなくても貧血が悪化しなくなります。

PNHという病気は、病状は必ずしも一定ではなく、輸血を必要としない落ち着いた状態がしばらく続いて、あるとき急に溶血発作が強くなって貧血が悪化するということをくり返す傾向があります。

ＰＮＨの新しい治療薬として、エクリズマブが登場しました。エクリズマブは、補体という溶血に関与する物質に結合して溶血を抑えます。エクリズマブの点滴静脈注射を定期的に続けることによって溶血発作が抑えられ、貧血が改善します。しかし、エクリズマブはＰＮＨという病気そのものを治すものではありませんから、治療の継続が必要になります。

## ほかの病気があるために起こる、二次性貧血

血液それ自体の病気による貧血ではなく、ほかの病気があるために出現する貧血があります。ほかの病気に続発する貧血ということで、二次性貧血、続発性貧血、あるいは症候性貧血とよびます。これには膠原病、慢性感染症、内分泌疾患、腎疾患、肝疾患などに伴って出現する貧血が含まれています。

【原因】

二次性貧血では、体内に鉄があるのに鉄の運搬や利用がうまくできないことや、造血因子の産生低下などが貧血の発症に関与していると考えられています。

慢性腎不全（尿毒症）に伴って出現する貧血は腎性貧血とよばれます。赤血球産生を促進する造血因子であるエリスロポエチンは主に腎臓でつくられるのですが、腎臓の働きが悪くなる慢性腎不全では、エリスロポエチンの産生が低下するために貧血が出現します。

一般に貧血になると、貧血を改善させようとしてエリスロポエチンの産生

腎性貧血での血中エリスロポエチン値

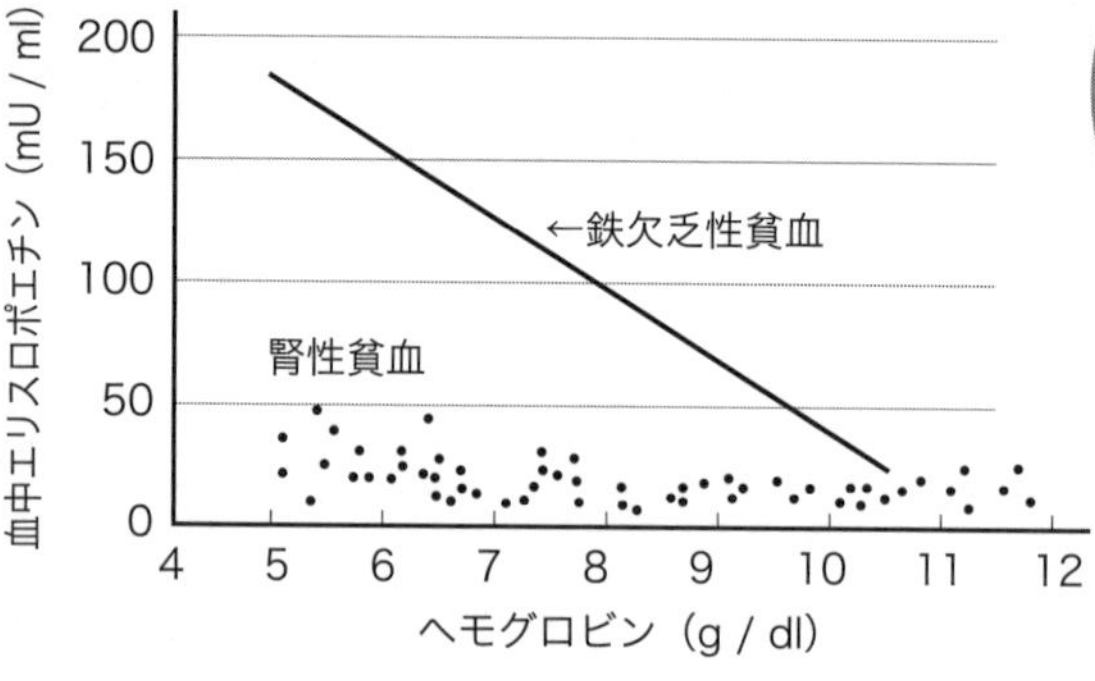


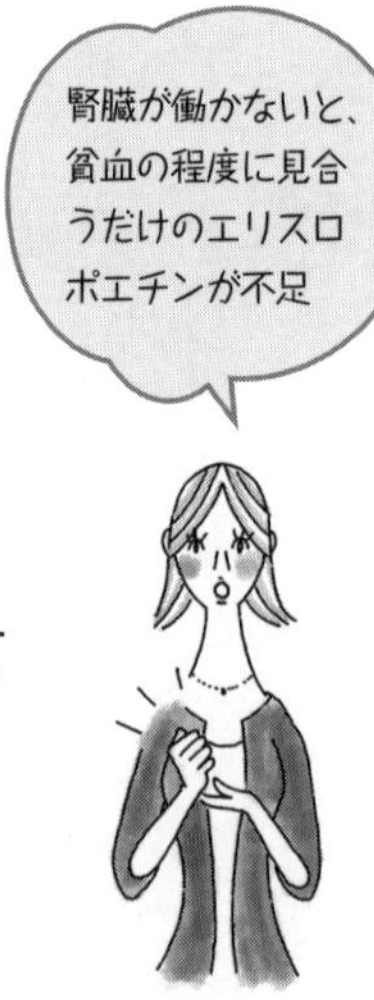

が亢進し、血液の中のエリスロポエチン値は高くなるのですが、腎性貧血では貧血に見合うだけのエリスロポエチン値の上昇が見られません。したがって、腎性貧血ではエリスロポエチンが貧血の程度に比べて足りないことが主な原因になっています。

[治療]

二次性貧血の治療は、原因になっているもとの病気すなわち原疾患を治療することが第一です。腎性貧血の場合は、エリスロポエチンを静脈注射や皮下注射によって投与することによって貧血が改善します。

## 血液の約三割が失われると生命の危機──出血性貧血

出血は、貧血の原因として重要なものの一つです。大量の出血があれば、当然貧血になりますが、少量の出血が持続しても貧血になります。

少量の出血が持続した場合は貧血の進行がゆっくりですから、ほとんど自覚症状が出ない場合があります。赤血球数が正常の半分くらいになっても、自覚症状はなくて、検査をして初めて気がつくということもあります。少量の出血が持続すると、その結果として鉄欠乏性貧血になります。

一方、短時間に大量の出血があると、激しい症状が出ます。体全体の血液の約三〇パーセントが急速に失われた場合には、血液の循環がうまくゆかなくなって生命の危険があります。そのような状態では血圧も維持できなくなりますので、急いで点滴をしたり輸血をしたりする必要があります。

# 第3章

# 血が多い病気

## 文字通り、血が多く濃い病気 —— 多血症

多血症は、赤血球増加症ともいいます。多血症は、文字通り血が多いことを意味しています。また、血が濃いことをも意味しています。採血をして検査することによって血液が濃いか薄いかを知ることができます。血液が濃いということは、単位容積あたりの赤血球数やヘモグロビン濃度が正常よりも上昇していることです。ヘマトクリット値の上昇として知ることもできます。

【症状】

血液が濃いということと、体中の血液の総量が増加しているということは、必ずしも同じではありません。血液が濃くて体中の血液が増加している状態が本当の意味での多血症です。血液が濃くなっていても、体中の血液の総量は増加していない場合もあるのです。

血液は、赤血球を中心とする血球部分とそれ以外の血漿部分に分けることができます。体中の血液の総量を、循環血液量とよびます。また、血液の中の赤

血球の総量は、循環赤血球量とよびます。体中の血漿の総量を循環血漿量とよび、循環赤血球量と循環血漿量の和が循環血液量になります。

循環赤血球量が正常以上に増加している状態が本当の意味での多血症（赤血球増加症）であり、絶対的赤血球増加症とよびます。赤血球数、ヘモグロビン濃度、ヘマトクリット値などが正常以上に上昇していても、循環赤血球量が正常範囲内のものは、循環血漿量の減少によって血液が濃くなっている状態と判断され、相対的赤血球増加症とよびます。

【分類】

絶対的赤血球増加症は、骨髄の造血細胞に異常があって赤血球が正常量以

循環赤血球量と赤血球増加症の関係

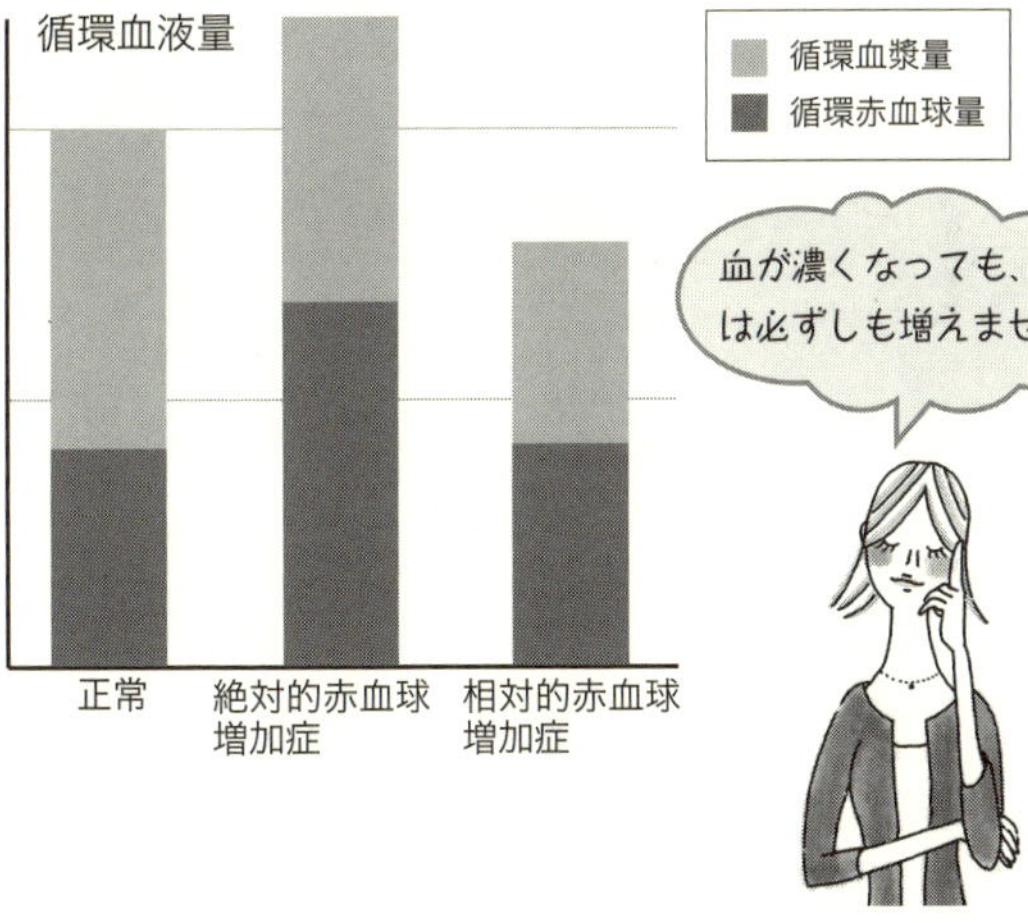
循環血液量
循環血漿量
循環赤血球量
正常
絶対的赤血球増加症
相対的赤血球増加症
血が濃くなっても、量は必ずしも増えません

上につくられてしまう真性赤血球増加症と、ほかに原因がある二次性赤血球増加症に分けられます。

　真性赤血球増加症は、骨髄増殖性疾患とよばれる一群の病気の一つです。骨髄増殖性疾患は、骨髄の造血細胞に異常があって造血が正常範囲を超える疾患群で、真性赤血球増加症、本態性血小板血症、慢性骨髄性白血病、骨髄線維症が含まれています。骨髄増殖性疾患は、互いに似たような症状を示し、しばしば脾臓の腫れを伴い、末期に急性白血病化することがあるという特徴があります。

赤血球増加症（多血症）の分類

**（1）絶対的赤血球増加症**

①真性赤血球増加症
②二次性赤血球増加症
- エリスロポエチン産生腫瘍
- 低酸素
  - 高地
  - 心疾患
  - 肺疾患
  - ヘモグロビン異常
  - ヘビースモーカー

**（2）相対的赤血球増加症**

①ストレス赤血球増加症
②脱水

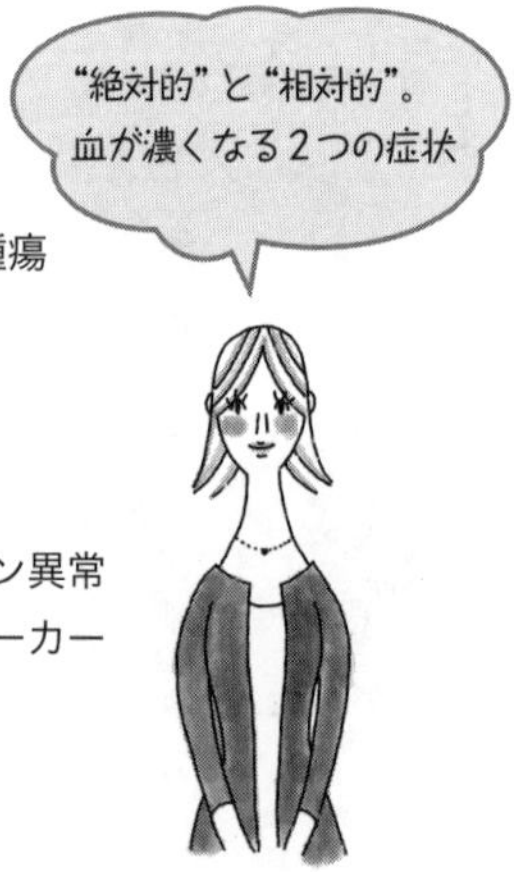

## 血液細胞が異常に増加――骨髄増殖性疾患

骨髄増殖性疾患は、白血球、赤血球、血小板などの血液細胞が正常なコントロールを逸脱して増殖してしまう病気をひとまとめにして名づけたものです。

**［分類］**

骨髄増殖性疾患には、元来は真性赤血球増加症、本態性血小板血症、慢性骨髄性白血病、慢性骨髄線維症の四種類の病気が含まれていました。

**［病態］**

真性赤血球増加症では赤血球が異常に増加し、本態性血小板血症では血小板が異常に増加し、慢性骨髄性白血病では白血球が異常に増加します。慢性骨髄線維症は、原発性骨髄線維症ともよばれます。当初は骨髄中の線維芽細胞が異常に増加する病気と考えられていましたが、造血幹細胞の異常が本質で、線維芽細胞の増加は二次的なものであることが明らかになっています。

骨髄増殖性疾患に属する四種類の病気は、脾臓が腫れることが多い、互いに似たような血液所見を呈する、末期に白血病に移行することがある、などの共通の症状があります。しかし、このなかで慢性骨髄性白血病は、フィラデルフィア染色体[*1]という異常な染色体が骨髄細胞に出現し、ＢＣＲ／ＡＢＬという遺伝子が異常な蛋白質をつくることが病気の本態であることが明らかになっています。したがって、慢性骨髄性白血病は、現在では骨髄増殖性疾患として扱うことは少なくなっています。また、真性赤血球増加症、本態性血小板血症、慢性（原発性）骨髄線維症では、骨髄細胞にＪＡＫ２遺伝子の変異が認められることが多いことが知られています。

＊1　独特の異型を生じた二二番目の染色体のことで、慢性骨髄性白血病患者さんの九〇パーセント以上に見られます。名称は発見された場所にちなんで名づけられました。

## 赤血球の増えすぎで血液が濃くなる、真性赤血球増加症

真性赤血球増加症（polycythemia vera：ＰＶ）は、本態性血小板血症と並んで骨髄増殖性疾患の中心的な病気です。赤血球増加症は多血症ともいいますが、赤血球が増えすぎて血液が濃くなる病気です。

### ［分類］

赤血球増加症には、骨髄に異常があるＰＶと骨髄には異常がない二次性赤血球増加症があります。二次性赤血球増加症では、心肺機能の異常などのためにエリスロポエチンという赤血球産生を促進する造血因子がたくさんつくられて、その結果、赤血球産生が促進されます。ＰＶでは、血液の中のエリスロポエチン値は低下しています。

### ［診断］

ＰＶを診断するためには、血液がただ濃くなっているだけではなく、体中の

赤血球の総量が増加していることを確認するために、循環赤血球量を測定することが従来は行われていました。

循環赤血球量が男性では三六ml／kg以上、女性では三二ml／kg以上であることがPVであると診断する条件の一つになっていたのですが、放射性同位元素を用いなければならない検査なので実施が困難になり、最近では血液検査でヘマトクリット値が男性で六〇パーセント以上、女性で五六パーセント以上なら循環赤血球量の増加があると判断するようになってきています。

ヘマトクリット値の上昇があって、二次性赤血球増加症の原因がなく、脾臓が腫れていて、血中エリスロポエチンが低値（二〇mU／ml以下のことが多い）であることなどが、PVと診断する条件になっています。また、PVでは血小板増加（しばしば四〇万／µl以上になる）や白血球増加（しばしば好中球が一万／µl以上になる）を伴うこともあります。

PVでは、ヘモグロビン濃度は一八～二四g／dl、赤血球数は七〇〇万～八〇〇万／µlぐらいを示し、高血圧を伴うことも多く、頭痛やかゆみを訴えることも多いのです。

【治療】

ＰＶの治療には、瀉血（しゃけつ）と化学療法があります。瀉血は、ヘマトクリット値が五〇パーセントを下回るように行います。化学療法は、ヒドロキシカルバミド（ハイドレア®）の経口投与がもっともよく行われます。ハイドレア®はほかの抗腫瘍薬に比べて変異原性が少ないとされています。血栓症の既往がある場合や血栓症を予防するためには、一般にハイドレア®投与が勧められます。血栓症の予防のために、アスピリンの少量投与を併用することも行われます。

白血病に移行するのは一パーセントくらいと少ないのですが、ＰＶが長期間経過すると骨髄が線維化して、むしろ貧血気味になることがあります。このような状態を枯渇期とよびますが、枯渇期になると白血病に移行することがあります。

## 血小板の増えすぎで血栓が起こりやすい、本態性血小板血症

本態性血小板血症（essential thrombocythemia：ＥＴ）は、血小板が増えすぎる病気です。

[診断]

慢性骨髄性白血病が否定され、赤血球増加症もなく、血小板が一般に六〇万／μl以上あって、ほかに原因がない場合にはＥＴと診断されます。ＥＴと真性赤血球増加症には、ＪＡＫ２という遺伝子に変異が認められる場合が多く、ＥＴと真性赤血球増加症は共通の基盤をもつ病気の可能性があります。ＥＴでは赤血球数は正常範囲なのですが、白血球数はやや増加している場合がよくあります。

ＥＴでは、血小板が増加するために血栓症が起こりやすくなるのですが、血小板が一五〇万／μl以上の場合には出血の合併症が見られることもあります。この場合は、機能の悪い血小板がたくさんつくられるためと考えられます。

**［治療］**

比較的若い人で血小板が一〇〇万／μl未満の場合は、経過観察あるいは少量のアスピリン投与が行われます。少量のアスピリンには、血小板機能を抑制して血栓症を予防する効果があるからです。高齢者や血栓、出血の危険性がある人、血小板が一〇〇万／μl以上の場合にはハイドレア®の投与が行われます。ハイドレア®には、足の皮膚に潰瘍をつくるという副作用がまれに生じます。このような場合は、ラニムスチン（ＭＣＮＵ）という注射薬を間欠的に投与することが行われます。

妊娠の可能性のある女性や妊婦さんには、抗腫瘍薬は使えません。妊娠を希望する女性に対しては、インターフェロンの皮下注射によって血小板数を低下させることが可能ですが、インターフェロンは健康保険の適用にはなりません。

急性白血病などに移行する割合は低く、血栓症を防ぐことができれば通常の寿命を保つ場合も多いと思われます。

## 貧血と脾臓の腫れが特徴――慢性（原発性）骨髄線維症

原発性骨髄線維症では、骨髄の造血幹細胞に異常が生じて、二次性に骨髄の線維化が進み、しばしば貧血が見られます。脾臓が極端に大きくなることも特徴の一つです。一般に、高齢者に多い病気です。ＪＡＫ２遺伝子の変異が認められることがありますが、真性赤血球増加症や本態性血小板血症との病像の共通性はあまりありません。貧血と脾臓の腫れを特徴とする病気ということができます。

［治療］

貧血に対しては蛋白同化ステロイドが投与されますが、輸血に頼らざるを得なくなる場合も少なくありません。サリドマイドが有効な場合もあります。若い患者さんに対しては、造血幹細胞移植が根治的治療になります。

## 二次性赤血球増加症、相対的赤血球増加症とは？

二次性赤血球増加症は、何らかの原因でエリスロポエチンの産生が亢進した結果もたらされます。

原因としては、心臓や肺の機能障害や海抜の高いところでの生活などがあります。まれなものですが、エリスロポエチンを産生する腫瘍によるものもあります。ヘビースモーカーに見られることもあります。

二次性赤血球増加症の治療は、原疾患の治療をすることが原則です。

一方、相対的赤血球増加症は、循環血漿量の減少によって血が濃くなっているもので、偽性赤血球増加症ともよばれ、脱水によるものやストレス赤血球増加症とよばれるものがあります。ストレス赤血球増加症は壮年の活動的な男性に多く、また喫煙者に多い傾向があります。

相対的赤血球増加症に対しては、禁煙をしたり、肥満していれば減量をするなど一般的な健康管理が勧められます。

# 第４章

# 白血球の病気

白血球の病気あるいは異常としてとらえられるものは、白血球の減少あるいは増加、白血球そのものの異常などです。白血球の減少は白血球減少症とよばれ、白血球の増加は白血球増加症とよばれます。白血球そのものの異常には種々のものがありますが、代表的なものは白血病です。

## 白血球が減少し、健康に異常——白血球減少症

白血球数が正常未満に減少した状態を白血球減少症とよびます。白血球数がいわゆる基準値を下回っていても、健康状態に異常がない人もいます。

白血球のなかで、その減少が健康状態に異常をもたらしやすいのは好中球です。好中球数が正常以下に減少した状態を好中球減少症とよびます。好中球は顆粒球の大多数を占めていますので、好中球減少症は顆粒球減少症ともよばれます。

**［診断と症状］**

好中球数が一五〇〇／µl以下だったら、好中球減少症あるいは顆粒球減少症とよびます。好中球が五〇〇／µl以下に減少すると感染症にかかりやすくなり、一〇〇／µl以下になると敗血症などの重篤な感染症の発生率が高くなります。

好中球減少症の程度が強く、重篤な臨床症状を伴うものは無顆粒球症とよびます。一般には、好中球数が三〇〇／µl以下で重篤な症状を伴っているものを無顆粒球症とよぶことが多いのです。無顆粒球症では、発熱、寒気、震えなどの感染症の症状が多く見られます。

**［原因］**

顆粒球減少症の原因としては薬の副作用によるものが知られています。抗甲状腺薬、鎮痛解熱薬、抗リウマチ薬、抗生物質、抗けいれん薬、抗不整脈薬などの投与によって顆粒球減少症が出現することがあります。抗腫瘍薬の投与に伴う顆粒球減少症も多く見られます。

薬剤性の顆粒球減少症が疑われる場合は、原因薬剤を中止します。

薬剤による顆粒球減少症以外にも、顆粒球や好中球が減少する場合がありま す。感染症にかかった場合、放射線を大量に浴びた場合、膠原病の場合、血液疾患の場合などで好中球が減少することがあります。感染症の場合は好中球が増加することが多いのですが、感染症の種類によってはかえって減少することがあります。

## 白血球が正常値以上に増加――白血球増加症

白血球の数が正常以上に増加した状態を、白血球増加症とよびます。白血球は、好中球、好酸球、好塩基球から成る顆粒球、それから単球、リンパ球から成り立っていますので、それぞれの構成成分の増加によって白血球増加症がもたらされます。

好中球は白血球のなかでもっとも多くを占めていますので、好中球の増加によって白血球増加症がもたらされることがよくあります。

【原因】

好中球増加症の原因としては、感染症や炎症、代謝異常、血液疾患などがあります。なかでも、感染症は好中球増加症をもたらす第一の原因です。感染症や炎症のほかにも、代謝異常や血液疾患などによって好中球の増加がもたらされます。

好酸球の増加は、じんま疹や気管支喘息、食物アレルギーなどのアレルギー性の病気のときによく見られます。湿疹などの皮膚疾患でも好酸球が増加することがあります。最近は少なくなりましたが、回虫や十二指腸虫、条虫などの寄生虫による疾患でも、好酸球が増加します。そのほかに、血液疾患や特殊な感染症などでも、好酸球が増加することがあります。

好塩基球は絶対数が少なく、増加するのは血液疾患など特殊な場合だけです。単球は、特殊な感染症や血液疾患の場合に増加することがあります。

リンパ球は白血球のなかでは好中球に次いで多いのですが、増加する場合はそれほど多くはありません。感染症や血液疾患などでリンパ球が増加することがあります。

# 白血病とはどんな状態でしょうか?

感染症にかかったために白血球が増加するのは体の正常な反応によるもので、造血の正常な制御の範囲内の変動です。一方、白血病は白血球が正常の制御を逸脱して、無制限に増殖する状態です。白血球が悪性腫瘍化した状態が白血病であるといってもよいでしょう。

白血病は、急性白血病と慢性白血病に分けられます。急性白血病は文字通り急激に発症するもので、未分化な白血病細胞(芽球とよぶこともあります)が骨髄において無制限に増殖する病態

白血病の分類

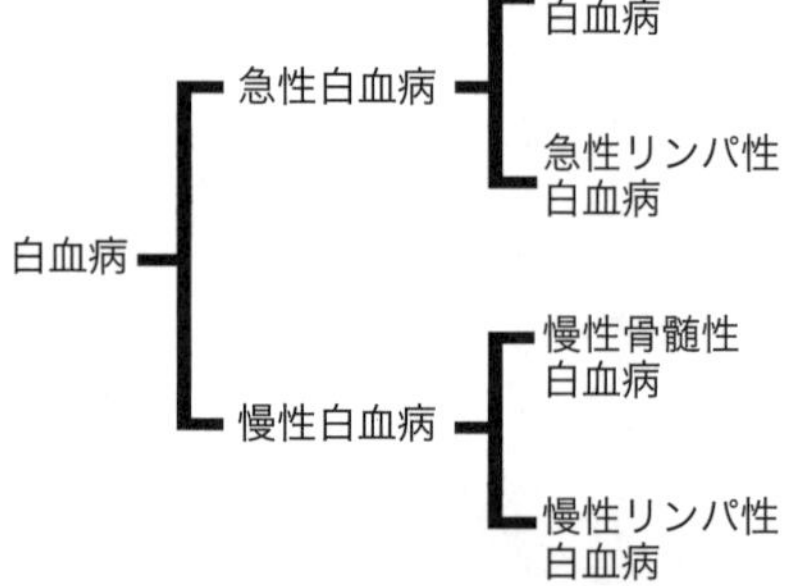


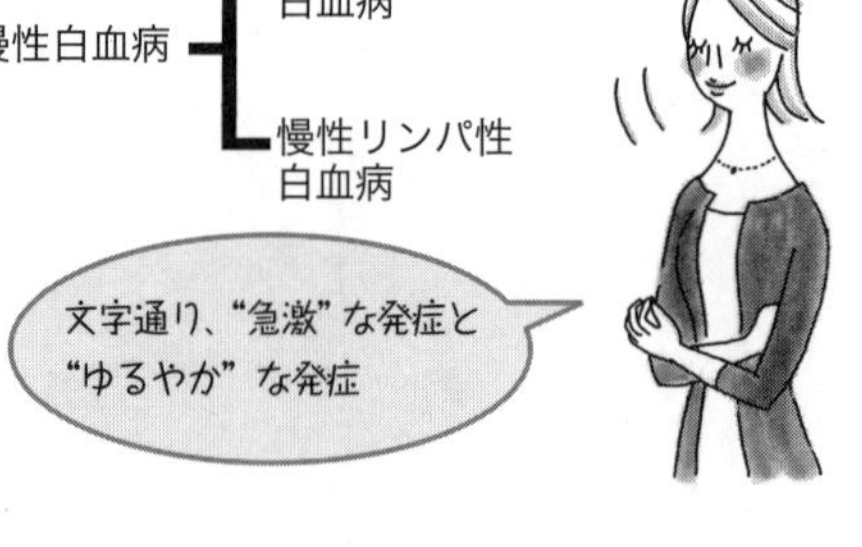

です。一方、慢性白血病は白血病細胞がある程度分化しながら、緩慢に増殖する病態です。

## 文字通り、白血病細胞が急激に増殖――急性白血病

急性白血病では、未分化な白血病細胞が急激に増殖する結果、正常な造血が抑制されます。その結果、血液中に白血病細胞が出現し、正常な赤血球、白血球、血小板は減少します。臨床症状としては、貧血、発熱、出血傾向などが見られます。

【分類】

急性白血病は、白血病細胞の性質によっていくつかの病型に分類されています。白血病細胞の表面に現れている性質は表面形質とよばれていますが、白血病細胞が造血幹細胞からの分化の段階のどのあたりから悪性腫瘍化するかに

よって性質が異なるのです。
大別すると、骨髄性とリンパ性に分けられ、急性骨髄性白血病と急性リンパ性白血病に分けられています。急性骨髄性白血病と急性リンパ性白血病は、それぞれがさらにいくつかの病型に分けられています。

[症状]

急性白血病はその名前が示すように、症状が急激に出現します。白血病細胞が骨髄で増殖するために、正常な造血が抑制されます。赤血球の産生が抑制されるために、貧血が出現します。さらに、正常な白血球の産生が抑制されるために好中球が減少して感染に弱くなり、しばしば熱が出ます。血小板の産生も抑制されて、出血しやすくなります。以上のように、急性白血病の発症時に見られる症状は、貧血、発熱、出血傾向が主なものとなります。

[治療]

急性白血病の治療は、多くの病気の治療のなかでも進歩の著しいものとい

血液細胞の分化と白血病の発症

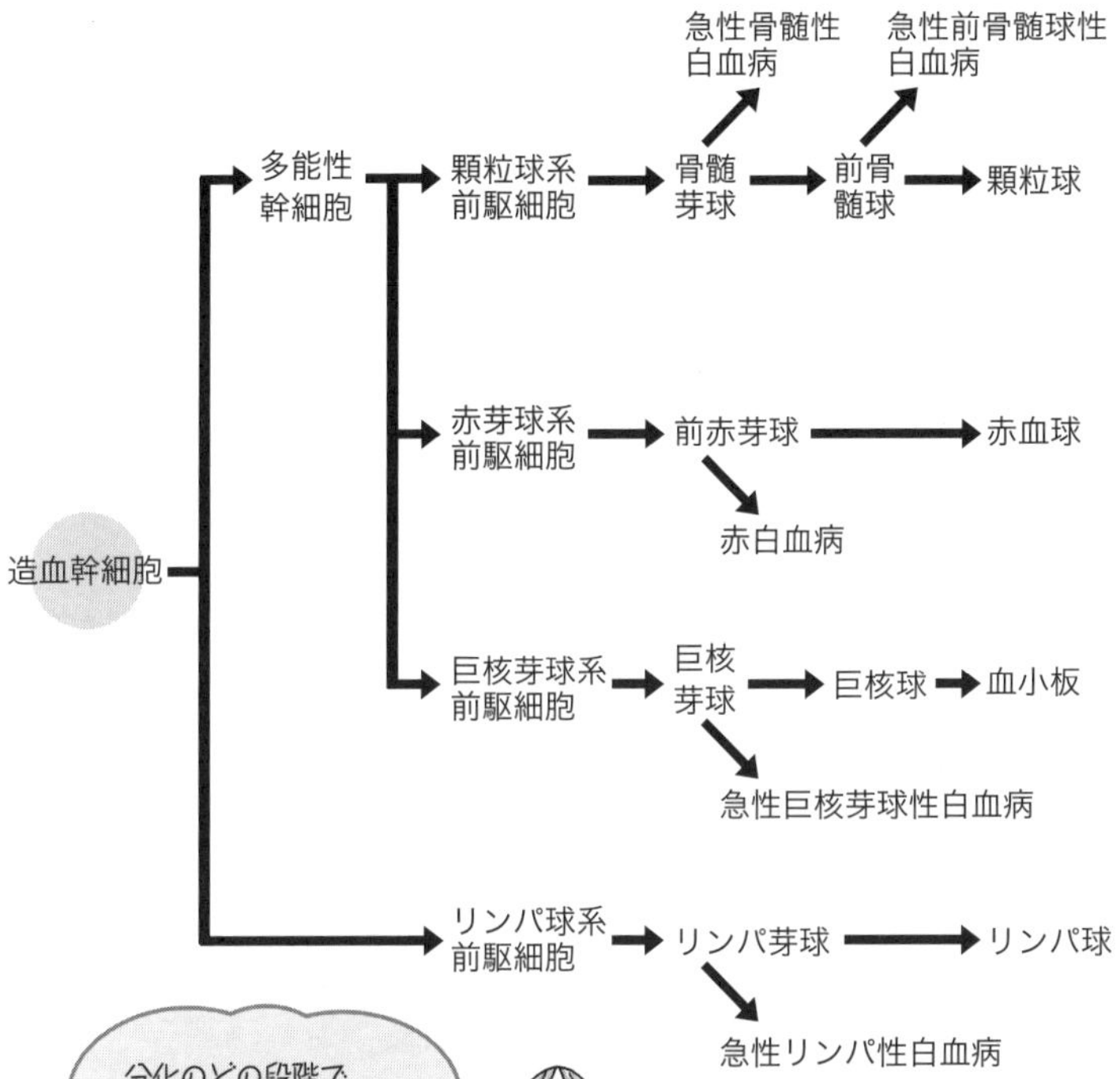


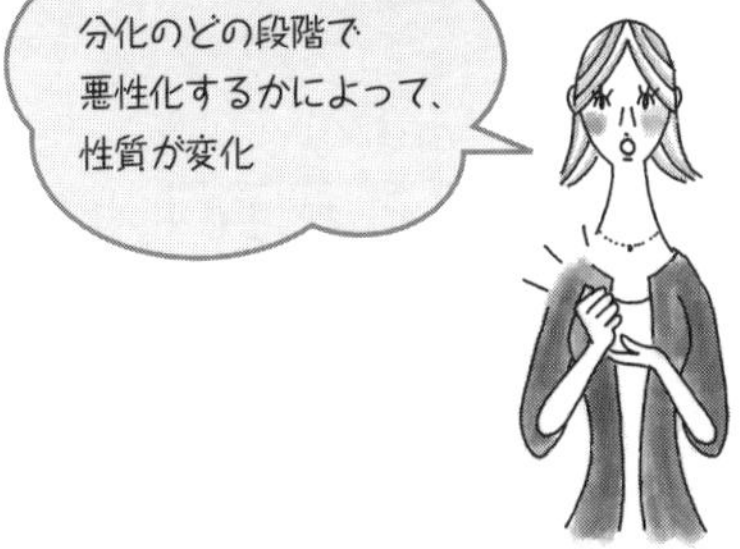
分化のどの段階で
悪性化するかによって、
性質が変化

うことができます。急性白血病の治療は、いくつかの抗腫瘍薬を組み合わせて投与する化学療法が中心になっています。

急性白血病の化学療法としては、抗腫瘍薬を投与して白血病細胞を減少させ、正常造血細胞の回復を待つ寛解導入療法が最初に行われます。

寛解とよばれる状態は、血液中に白血病細胞を認めなくなり、骨髄においても白血病細胞の比率が減少して、正常造血が回復した状態のことです。寛解では血液所見はほとんど正常に近くなっているのですが、白血病細胞は消失しているわけではなく、そのまま放

急性白血病治療の順序

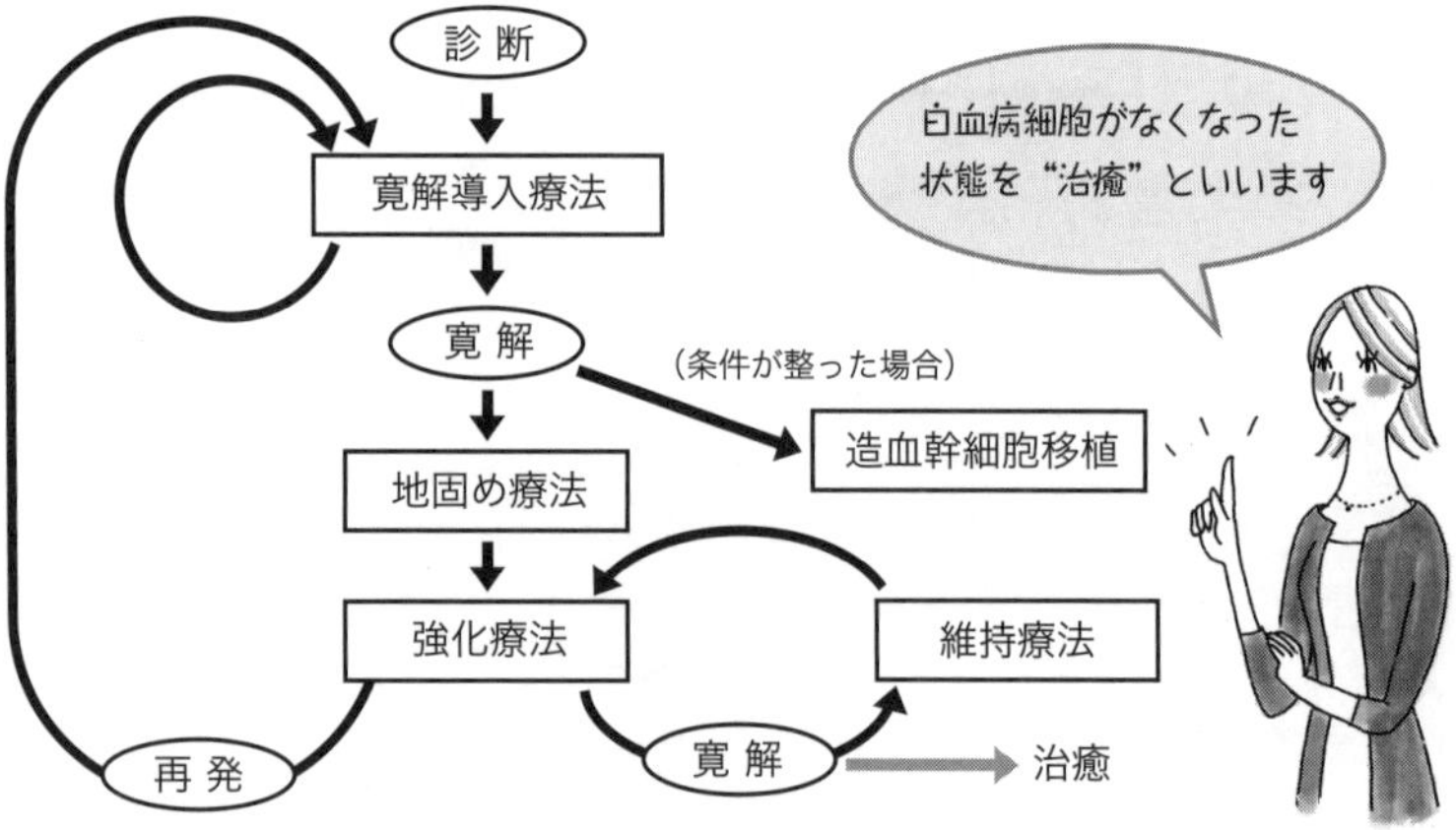

置すれば白血病は再発してしまいます。そのために、寛解に到達したら、地固め療法とよばれる化学療法を行います。

地固め療法というのは、寛解導入療法と同じような化学療法をくり返して寛解状態をさらに確実なものにすることです。その後、強化療法という化学療法を定期的に行います。

強化療法では寛解導入療法とは異なった薬を用いることがしばしば行われています。強化療法をくり返すことによって、体内に残存している白血病細胞の数を次第に少なくしていって、最後には体内の免疫力によって白血病細胞を残らず排除してしまおうという考えなのです。

白血病細胞が消失してしまった状態を治癒とよびます。寛解では、血液所見と骨髄所見が正常化していても白血病細胞が残っているのに対し、治癒では残存していた白血病細胞が消失した状態を指します。しかし、寛解と治癒とを区別することは実際には難しく、長期間寛解が持続している場合を治癒と判断することが一般的です。白血病治療の変遷については、一二章で述べます。

## いつからともなくゆっくりと発症 ―― 慢性白血病

慢性白血病は急性白血病とは異なり、ゆっくりと発症します。急性白血病では未分化な白血病細胞が骨髄中で急激に増殖し、血液の中へも溢れ出てくるのですが、慢性白血病の場合は白血病細胞は分化しながら過剰に増殖します。

【分類】

慢性白血病は慢性骨髄性白血病と慢性リンパ性白血病に分けられます。慢性骨髄性白血病は、いろいろな成熟段階の顆粒球が増加する病気です。慢性リンパ性白血病は、比較的成熟したリンパ球が増加する病気で、欧米では多いのですが、わが国では少ないという特徴があります。

【症状】

慢性骨髄性白血病には、白血球の増加があって脾臓が腫れるという症状があります。また、骨髄細胞の染色体を調べると、フィラデルフィア染色体とよばれる異常な染色体が出現しているという特徴があります。慢性骨髄性白血病は、慢性期という比較的症状の乏しい時期を過ぎると急性転化という時期になり、急性白血病と同じような症状になります。

**［治療］**

慢性骨髄性白血病の治療は、フィラデルフィア染色体を消失させることを目的として、分子標的療法という新しい治療法が行われます。イマチニブという薬を飲むことによって、フィラデルフィア染色体に由来するＢＣＲ／ＡＢＬという異常な遺伝子が検出感度以下になります。これによって、慢性骨髄性白血病の経過は、以前に比べて格段によくなりました。しかし、イマチニブの服用をやめると再発するので、完全に治ったといえる状態ではないのです。

イマチニブが効かなくなると、ニロチニブやダサチニブなどという類似の新薬が使われます。現在、慢性骨髄性白血病の治癒に向けて種々の研究が進行中です。（一八四ページ参照）

## 白血病になりやすい状態――前白血病状態

白血病は、通常は何の前ぶれもなく発症します。急性白血病はそれこそ急激に発症し、慢性白血病はいつからともなく発症します。しかし、何らかの症状が続いた後に白血病が発症する場合があり、そのような前駆症状が続く状態を前白血病状態とよびます。前白血病状態は、白血病になりやすい状態といいかえることもできます。

前白血病状態として知られている代表的なものに、骨髄異形成症候群があります。骨髄異形成症候群はいくつかの病型に分けられていますが、薬が効きにくい貧血という意味の不応性貧血という名前でも知られています。骨髄異形成症候群の主な症状は貧血であることが多いのですが、白血球の減少や血小板の減少を伴うこともあります。したがって、貧血や易感染性（感染にかかりやすくなること）、出血傾向などが症状として見られることが多いのです。

骨髄異形成症候群のすべてが、白血病に移行するわけではありません。骨髄異形成症候群のなかで病型が移行したりすることもあれば、次第に急性白血病の病像を示すようになったりすることもあるのです。貧血や血小板減少の程度などが、ほとんど不変のまま長期間経過する場合もあります。骨髄異形成症候群は、高齢者に多く見られる病気です。（九四ページ参照）

# 第5章
# 免疫とは血液の力のこと

## 免疫とは？　自己と非自己との区別とは？

免疫という言葉の意味を説明することは簡単ではないのですが、あえて簡単にいうと、自己を守るために自己と非自己とを区別して認識する機構といったらよいと思います。

昔、ジェンナー（一七四九～一八二三、イギリスの医師）が天然痘（疱瘡）を予防できないかと考えて、わが子に牛の天然痘である牛痘を接種することを試みました。その後、疱瘡ワクチンを予防接種する種痘が広く行われて、この天然痘を予防することが世界中に広まりました。現在では世界中から天然痘は根絶されて、種痘も廃止されるに至りました。

はしか（麻疹）は一度かかると、その後は一生かかりません。インフルエンザは何度もかかる病気ですが、毎年予防注射をしておくと、ある程度予防することができます。

ジェンナーの試みから始まった種痘に代表されるような予防接種が病気の予防になぜ有効かというと、免疫の働きによるということができます。自己の細胞と他人の細胞、すなわち非自己の細胞とを区別して識別するということは、生命が生存し発達する過程で出現してきたきわめて重要な能力と考えられます。

たとえば、海綿という無脊椎動物を水中でもむと、細胞が水中にこぼれ出るのですが、こぼれ出た細胞はまたくっついて、もとどおりになろうとします。そのときに同一個体由来の細胞だけがくっつくのです。海綿のような原始的な生物にも自己と非自己とを識別する機能があるのです。

われわれの体の中で、自己の細胞と非自己の細胞とを区別する働きをしているのはリンパ球です。種々のリンパ球が働くことによって、自己と非自己とを区別する免疫機構が構築されています。

もし、自己と非自己とを区別しなかったら、どうなるでしょう。体の中に細菌が入ったときには、細菌は非自己と認識されますから、白血球によって貪食され排除されます。もし、われわれの体が細菌を非自己と認識せず、細菌を貪食してやっつけようとしなかったら、細菌はわれわれの体の中でどんどん増殖し、重症感染症に陥ってしまいます。自己と非自己とを区別することは、われわれが正常に生きてゆくうえでとても重要な機能なのです。

自己と非自己との区別に間違いを生じて、自己の細胞を非自己と認識してしまうと、自己免疫疾患とよばれる病態になります。この場合は、自己の細胞に対する抗体（自己抗体）が体内でつくられてしまうために、自己の細胞が攻撃され、いろいろな障害が引き起こされてしまいます。

免疫というしくみは、生物が健康で生存してゆくうえで欠くことのできないものといってよいでしょう。

## 免疫をつかさどり、体を守る細胞たち

免疫をつかさどる細胞は、リンパ球です。リンパ球は、顆粒球や単球とともに白血球を構成している細胞です。

リンパ球は大別すると、Tリンパ球（T細胞）とBリンパ球（B細胞）に分けられます。Tリンパ球とBリンパ球が力を合わせて免疫を担当するのですが、Tリンパ球は細胞性免疫を担当し、Bリンパ球は液性免疫を担当します。

外から細菌などの異物が体内に侵入すると、まずマクロファージなどの貪食細胞が異物を貪食して処理しようとします。その際に、体液の中に存在するリゾチームなどの酵素は、異物の処理に有効に働きます。血清中に存在する補体という蛋白質も、異物に対する反応の場で有効に働きます。異物に対する抗体が血清中に存在する場合は抗体が有効に働きます。

外から侵入した異物に対するマクロファージなどによる貪食などに引き続いて、免疫反応が起こります。異物は非自己抗原をもっているので、リンパ球は自己ではないと認識します。そし

リンパ球の種類

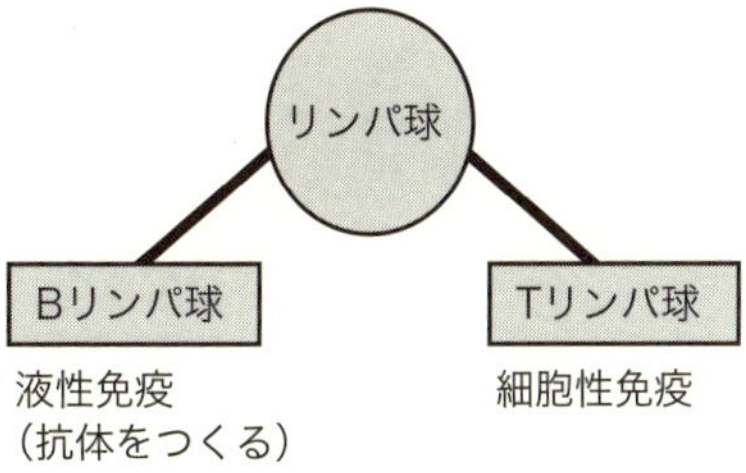


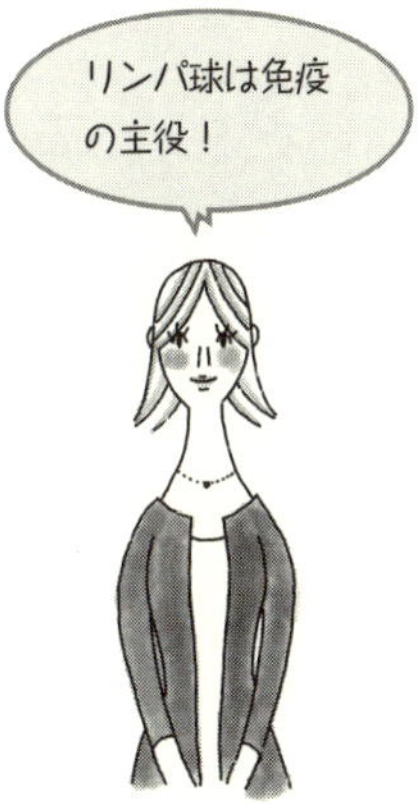

て、この非自己抗原に対応する特定のリンパ球が分化し、増殖します。Tリンパ球は感作リンパ球となって増殖し、Bリンパ球は抗体を産生します。

感作リンパ球は、抗体や補体などと力を合わせて異物を攻撃し、また、いろいろな物質を産生して好中球をよび集めます。好中球やマクロファージは異物を貪食して、体内から異物の除去に努めます。感作リンパ球に含まれているキラーT細胞とよばれる細胞は、がん細胞を攻撃する力ももっています。

免疫においては、リンパ球が中心になって働くのですが、体内に存在する補体やリンパ球が産生する抗体、そのほかにリンパ球が産生する種々の活性物質、その活性物質によって引き寄せられる好中球やマクロファージなどが力を合わせて異物を除去し、体を守る働きをするのです。

## 異物を認識し、除去する細胞性免疫

リンパ球には大別してT細胞（Tリンパ球）とB細胞（Bリンパ球）があるのですが、T細胞が細胞性免疫を担当します。

リンパ球の起源である未熟な血液細胞は骨髄にあるのですが、未熟な細胞が胸腺に入って成熟し、T細胞になるのです。胸腺というのは、胸骨の裏側で心臓の前の方にある組織です。

T細胞は、いろいろな性質をもっています。T細胞特有の抗原を細胞の表面にもっていますし、抗原と反応する受容体をもっています。臓器移植のときに問題となる主要組織適合性遺伝子複合体を認識します。また、サイトカインとよばれる種々の活性物質を産生したりします。T細胞にはいくつかの亜型があってサブタイプとよばれていますが、働きも少しずつ異なっています。

T細胞のもっている複雑な働きを一言でいえば、抗原を認識する作用ということになります。T細胞が抗原を認識する際に、マクロファージや樹状細胞などが異物の抗原をT細胞に対してはっきり示す役割をしています。

外界から体内に侵入した異物を、異物として認識することが細胞性免疫の本質だということができます。異物を認識してほかの細胞と力を合わせて異物を除去しようとすることが細胞性免疫なのです。

はしか（麻疹）のように一度かかると一生免疫をもち続けるということは、T細胞が獲得した麻疹ウイルスに対する異物認識が一生涯持続して、B細胞が麻疹ウイルスに対する抗体を一生つくり続けるということなのです。

T細胞のサブタイプとしてキラーT細胞とよばれる細胞があり、腫瘍細胞の抗原を認識して腫瘍細胞を殺す作用があることも知られています。

## 抗体によって異物と闘う液性免疫

体の外から細菌やウイルスなどの異物が体内に侵入してくると、T細胞によって異物と認識され、その情報がB細胞に伝えられます。B細胞は、異物に対する抗体を産生します。抗体によって異物と闘うしくみを液性免疫とよんでいます。

抗体は、免疫グロブリン（Ig）とよばれる蛋白質です。免疫グロブリンは、H鎖（重鎖）という長い鎖二本とL鎖（軽鎖）という短い鎖二本から成り立っています。H鎖とL鎖が対になっている部分の末端で抗原と結合します。免疫グロブリンには、IgG、IgA、IgM、IgD、IgEの五種類があります。

B細胞が成熟して形質細胞という細胞になると、免疫グロブリンを産生します。形質細胞は、抗体産生細胞ともよばれています。一個のB細胞は、特定の抗原に対する一種類の抗体を産生します。B細胞は、無数ともいえる多

免疫グロブリンの構造

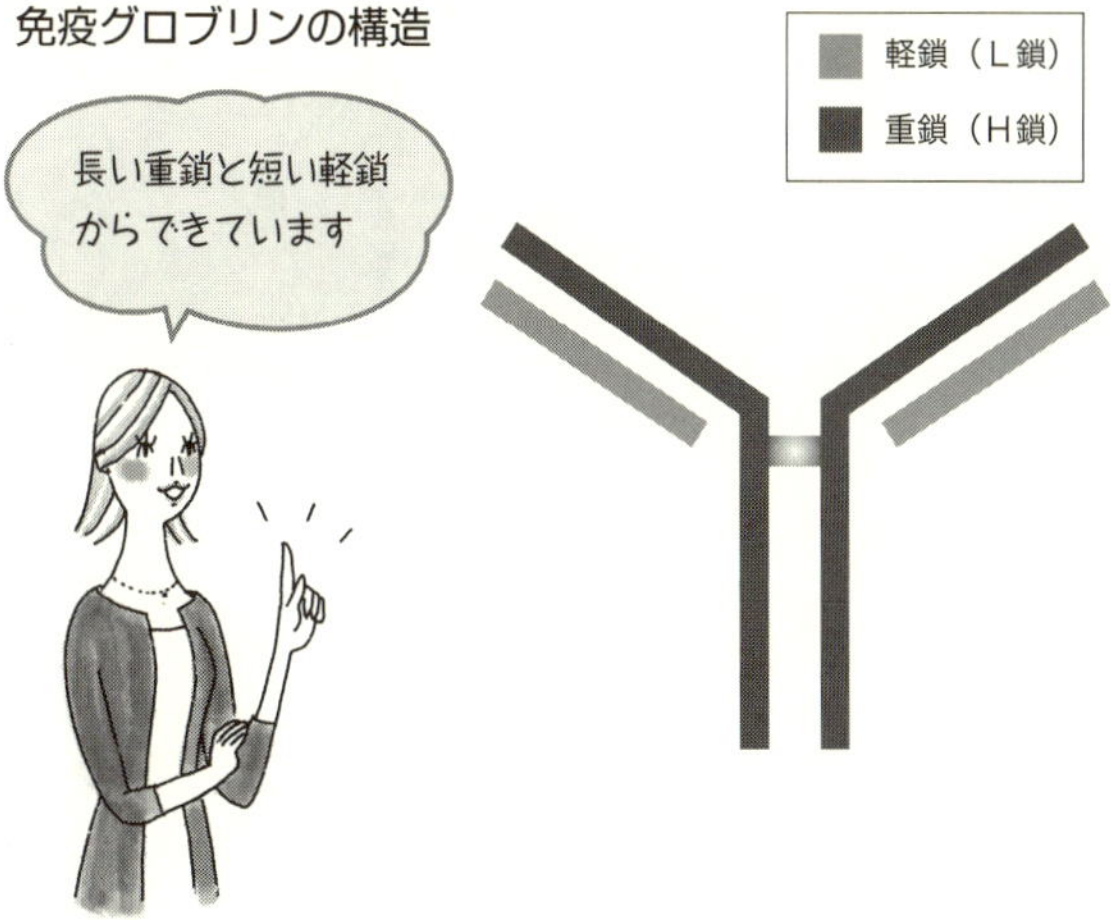

種類の抗原に対して抗体を産生することができます。

Ｂ細胞のもとになる細胞は骨髄にあるのですが、骨髄で生まれてから、骨髄の中で、あるいは脾臓や体中のリンパ節に移動して成熟します。Ｂ細胞が分化して成熟する過程では、Ｔ細胞が関与しています。

Ｔ細胞が産生する活性物質が、Ｂ細胞の分化や活性化を促進することが知られています。Ｔ細胞が産生する活性物質には、各種のインターロイキンとよばれる因子やインターフェロンなどがあり、サイトカインと総称されています。

# 第6章

# リンパ節とリンパ管

# 体のいろいろなところに存在する〝関所〟

リンパ節は体のいろいろなところにあり、リンパ節とリンパ節の間はリンパ管がつないでおり、中をリンパ液が流れています。

リンパ節が存在する代表的な場所は、首の周囲、顎の下、腋の下、そけい部などです。そのほかに、腹部や縦隔[*1]など体表からは触れない場所にも存在します。

リンパ節は、外から侵入した細菌などの微生物や毒素などが体内の血液循環に入らないように守る関所の役目をしています。たとえば左足にケガをし

リンパ節の存在部位と病気による腫脹

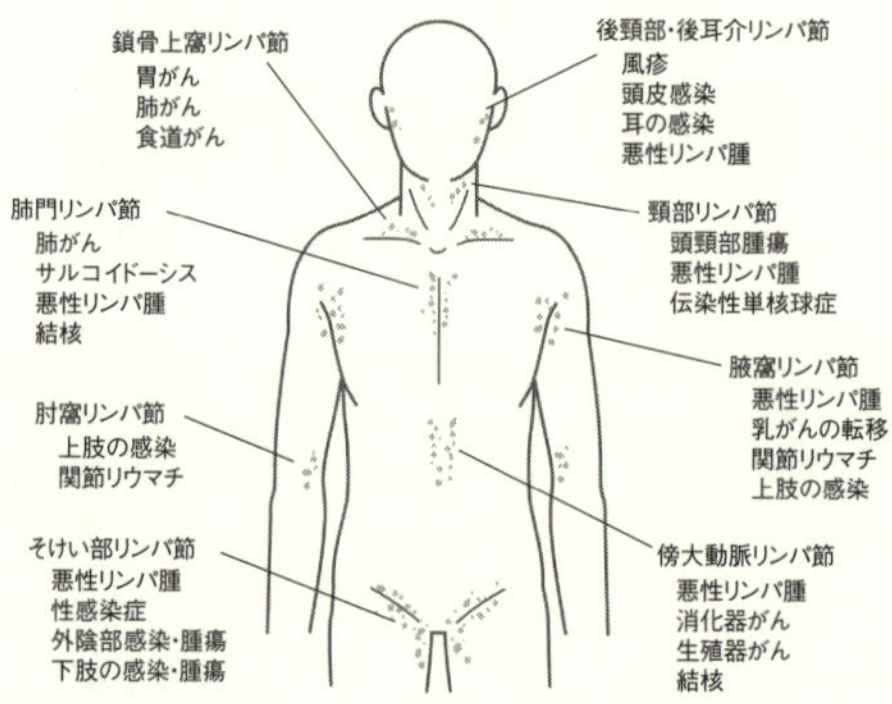


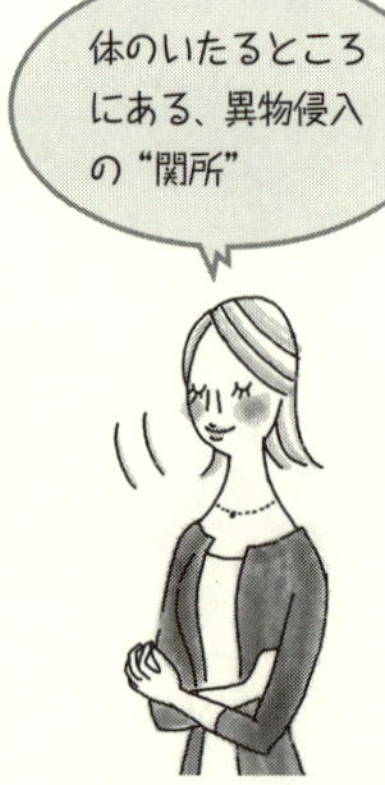

たときに左側のそけい部のリンパ節が腫れたり、右手にケガをしたときに右の腋の下のリンパ節が腫れたりするのは、傷口から侵入した細菌がそれ以上体の中に入って増殖しないようにせき止めているのです。

リンパ液の中にはリンパ球が流れており、リンパ節の中にはリンパ球がたくさん存在します。マクロファージなどの異物を貪食する細胞も存在します。

リンパ節にはリンパ管という細い管がたくさんついています。リンパ液が流入する管と流出する管とがあり、前者は輸入リンパ管、後者は輸出リンパ管とよばれています。リンパ節は外からの異物の侵入に対する関所であると同時に、リンパ液のろ過装置ともなっています。

＊1　胸部で、心臓など肺以外の臓器を収めている縦型の空間

## 外敵の侵入を防ぎ、免疫反応を行い、体を正常に維持

リンパ節は、リンパ液の流れの中継基地として細菌などの外敵の侵入を防ぐ

と同時に、免疫反応が行われる場所でもあります。

免疫反応の引き金となる物質を抗原とよびますが、リンパ球が抗原を認識して抗体を産生する場所としてリンパ節と脾臓が重要なのです。リンパ節や脾臓では、リンパ球がたくさん集まっていて免疫反応が盛んに行われます。

がん細胞が、その発生した場所からほかの場所へ広がることを転移とよびますが、がん細胞の転移はリンパ管を通って起こる場合と血液を介して起こる場合があります。がんがリンパ節に転移した場合は、リンパ節が腫れて硬くなります。

リンパ節は外から細菌などの異物が侵入するのを防ぐ場所であり、また、異物に対する免疫反応が発現する場所でもあります。したがって、リンパ節を含むリンパ系組織は、私たちの体を外敵から守り、正常に維持するために欠くことのできないものなのです。

リンパ節、脾臓、リンパ管などから成り立っているリンパ系組織が病気によって異常になることもあります。がんの転移の場合はリンパ節自体の異常ではないのですが、リンパ節自体ががん化する病気があり、悪性リンパ腫とよばれます。

## リンパ節の働きが弱ることはあるのでしょうか？

リンパ球が主な働きを担っている免疫の働きが低下する状態は、種々の状況で出現します。いわゆる免疫不全とよばれる状態で、リンパ球の働きの低下による細胞性免疫の低下や液性免疫の低下、あるいは白血球の減少によるものなどが含まれます。

したがって、リンパ系の免疫力の低下という状態は各種の病態に関連して出現するのですが、リンパ節の働きが低下するという表現は適切ではありません。むしろ、ある場所のリンパ節が感染に弱くなって感染をくり返すときには、そのリンパ節は大きく腫れて痛みを伴います。

免疫に異常がなくても、扁桃腺がしばしば腫れて痛くなり熱を出しやすい人がいます。その場合は扁桃腺を手術で取り除くとよくなります。扁桃腺もリンパ節の一種なのですが、このような場合は、リンパ節の機能の異常とはほとんど関係ないといってよいでしょう。

## リンパ節が腫れる病気――感染によるもの、腫瘍によるもの

リンパ節が腫れる病気があります。ケガをしたときにその近くのリンパ節が腫れることを除くと、リンパ節が腫れる病気には、感染によるもの、腫瘍によるもの、代謝異常によるものがあります。代謝異常によるものはまれなので、感染によるものと腫瘍によるものが多いといえます。

### [感染によるもの――伝染性単核球症]

感染によるリンパ節腫脹は、ウイルス感染によるものが多いのです。ウイルス感染でリンパ節が腫れる代表的な病気に、伝染性単核球症があります。

伝染性単核球症はＥＢ（エプスタイン・バー）ウイルスによって起こされる病気で、若い人に多いという特徴があります。ＥＢウイルスは、多くの人にはっきりした症状がなく感染することの多いウイルスなのですが、ＥＢウイルスに初めて感染したときには発熱やリンパ節腫脹など特徴的な症状を示すことがあり、伝染性単核球症とよばれます。

伝染性単核球症では、発熱、頭痛、倦怠感などに引き続いて頸部のリンパ節腫脹が出現します。のどの痛みを伴うことも多く、また、手足や体幹などに皮疹が出現することもあります。顕微鏡で血液標本を見ると、特徴的な異型リンパ球が出現しています。しばしば肝機能異常を伴います。安静にしているだけで、数日あるいは二〜三週間で回復する疾患です。

ＥＢウイルス以外のウイルス、たとえばアデノウイルスやサイトメガロウイルスの感染によって、伝染性単核球症と同様の症状を示すこともあります。

## ［腫瘍によるもの――悪性リンパ腫］

悪性リンパ腫は、リンパ節のがんということができます。白血病と並んで血液系の代表的な悪性腫瘍です。悪性リンパ腫では、リンパ節が腫れて硬くなります。通常リンパ節が存在する場所が腫れることが多く、たとえば、首の周囲、腋の下、そけい部などのリンパ節が腫れて、体表から触れるようになります。胸の中心部である縦隔や腹部の大動脈の周囲など、外から触れることのできない場所のリンパ節が腫れることもあります。脾臓や肝臓が腫れる場合もあります。

胃とか脳などのようにリンパ節が存在しない場所に悪性リンパ腫が発生する場合もあり、節外性リンパ腫とよばれます。

悪性リンパ腫は、リンパ節を小手術で取り出し、病理組織標本をつくって顕微鏡で観察することによって診断します。腫れたリンパ節は正常の構造が破壊され、異常なリンパ球が増殖しています。形態学的な特徴ばかりでなく、異常細胞の細胞表面の性質や遺伝子異常なども検索して診断の参考にします。

悪性リンパ腫は、病理組織学的所見からホジキン病（ホジキンリンパ腫）と非ホジキンリンパ腫に分けられています。ホジキン病は欧米では多いのですが、日本では少なく、全悪性リンパ腫の一〇パーセント以下です。

悪性リンパ腫は、病初期には一～二か所くらいのリンパ節が腫れているのですが、進行すると体の中の至るところのリンパ節に病変が及び、骨髄や神経、肺などの臓器が冒されることもあります。

悪性リンパ腫の治療は、病変部位が限定されていれば放射線照射が行われますが、多くの場合は複数の抗腫瘍薬をくり返し投与する化学療法が行われます。

化学療法に放射線照射を併用する場合もあります。

Ｂ細胞性の悪性リンパ腫は、細胞の表面にＣＤ20という形質が発現していることが多く、その場合は、リツキシマブというＣＤ20に対する抗体を投与することが行われており、治療成績の向上に役立っています。多くの悪性腫瘍のなかで、悪性リンパ腫は治療成績がよいものということができます。

# 第7章
# 血漿蛋白の異常

# 血漿蛋白とは何でしょうか?

血液の中から赤血球、白血球、血小板などの細胞成分を取り除いた部分を血漿とよびます。血漿は黄色の液体ですが、水分の中に蛋白質、糖質、脂質、電解質、酵素、ビタミンなどが溶けています。

溶けているものの大部分は蛋白質です。血漿に含まれている蛋白質を血漿蛋白とよびますが、アルブミン、グロブリン、フィブリノゲンなどに分けられます。血漿蛋白の三分の二はアルブミンです。

アルブミンは、主に肝臓でつくられる蛋白質で、血液の浸透圧を保ち、また、栄養の予備として働きます。グロブリンは$\alpha$、$\beta$、$\gamma$の三種類に分けられ、$\alpha$と$\beta$はビタミンやホルモンなどを運搬する働きがあります。$\gamma$-グロブリンは、リンパ球によってつくられる各種の抗体を含んでいるので、免疫グロブリンともよばれます。

血漿蛋白に異常が生じる病気があります。低栄養状態ではアルブミンが低下して、低アルブミン血症といわれる状態になります。低アルブミン血症では血液の浸透圧が低下するので、むくみやすくなり、手足に浮腫（ふしゅ）が出現します。また、血漿蛋白の異常が生じる血液の病気があります。代表的なものが多発性骨髄腫です。類縁の病気にマクログロブリン血症というものもあります。

## 骨髄でがん化した形質細胞が増殖――多発性骨髄腫

Bリンパ球が分化した細胞が形質細胞で、形質細胞は免疫グロブリンを産生します。免疫グロブリンには、IgG、IgA、IgM、IgD、IgEの五種類があります。（一四七ページ参照）

形質細胞が悪性腫瘍化した疾患が多発性骨髄腫です。多発性骨髄腫では、異常な免疫グロブリンが産生され、正常な免疫グロブリンは低下します。その結果、免疫能が低下して感染に弱くなります。悪性化した形質細胞のことを骨髄腫細胞ともよびます。

骨髄腫細胞は骨髄の中で増殖しますが、骨を浸蝕（しんしょく）することもあり、骨がところどころ薄くなることがあります。X線写真を撮ると、骨に小さな穴があいたように写るので、打ち抜き像とよばれます。骨髄腫細胞によって骨が冒されると、痛みが生じます。頑固な腰痛が実は骨髄腫によるものだった、ということはまれではありません。骨に痛みが生じるばかりでなく、骨がもろくなります。普通なら骨折するはずがないほどの弱い力によっても、骨折することがあります。このような骨折を病的骨折といいます。

多発性骨髄腫は、高齢者に多い病気です。つくられる異常な免疫グロブリンがどのようなタイプかによって、IgG型、IgA型、IgD型、IgE型、ベンス・ジョーンズ蛋白型などに分けられています。ベンス・ジョーンズ蛋白というのは、異常な免疫グロブリンの軽鎖だけが尿中に出たものです。

多発性骨髄腫では、尿中に出る蛋白質が腎臓につまって、腎不全を引き起こすことがあります。血液の中の異常免疫グロブリンのことをM蛋白とよびますが、M蛋白の量が多くなると、血液がドロドロしてきます。これを、血液の粘稠(ねんちょう)度が高くなるといいます。血液の粘稠度が高くなると血行が悪くなって、手足がしびれたり、皮膚が冷たくなったりします。骨髄の中で骨髄腫細胞が増殖する結果、正常な造血が抑制されて貧血が出現することもあります。

多発性骨髄腫の治療には、骨髄腫細胞の増殖を抑えるために抗腫瘍薬を用いる化学療法が行われます。ステロイドホルモンにも骨髄腫細胞の増殖抑制作用があり、広く用いられます。骨の痛みや骨髄腫細胞が腫瘤を形成している部位に対して、放射線照射も行われます。血中のカルシウムが上昇する場合もあり、ビスホスホン酸という薬が用いられます。

## 多発性骨髄腫の類縁、マクログロブリン血症

多発性骨髄腫では、免疫グロブリンのなかで異常なIgG、IgA、IgD、IgEなどが血液の中に出現するのですが、異常なIgMが血液中に増加する病気がマクログロブリン血症です。マクログロブリン血症は多発性骨髄腫と類縁の疾患なのですが、病像が多発性骨髄腫とは異なります。

IgMは分子量が大きいのでマクログロブリン血症という名前がついているの

ですが、血液の中のIgMが増加すると、IgM以外の免疫グロブリンが増加したとき以上に血液の粘稠度が高くなります。その結果、視力障害、粘膜出血、頭痛、神経障害などが出現します。リンパ節の腫脹も出現します。異常なIgMを産生する細胞は、形質細胞とリンパ球の中間の細胞です。

マクログロブリン血症の治療としては、病初期は経過観察でよいのですが、種々の症状が出るようになると、抗腫瘍薬を使って異常IgMの産生を抑制します。ステロイドホルモンも用いられます。また、多発性骨髄腫に準じた治療も行われます。粘稠度が高くなりすぎているときには、血漿交換も行われます。

(二〇三ページ参照)

# 第8章 血液が固まるしくみ

血液は血管の中を流れている間は固まりませんが、ケガなどで体外に出ると固まります。これは血液の重要な性質です。出血が止まることを止血とよび、血液が固まることを凝固とよんでいます。止血がうまく働かない状態を、出血傾向とよびます。

## 止血のしくみは二段階

何らかの原因で血管が破れると出血しますが、その出血を止める機構、すなわち止血機構には、一次止血と二次止血の二段階があります。

血管が破れると、その破れた場所の内側に血小板がくっつきます。血小板は次々にほかの血小板をくっつけて、凝集塊をつくります。破れた場所に血小板凝集塊を主体とする血液の塊ができ、血管の破れを機械的にふさいで止血します。これを一次止血といいます。このときにできた血液の塊を、一次止血栓とよびます。

一次止血栓はもろいので、血流や外圧などによってすぐに壊されてしまい、そのままでは、また出血してしまいます。そこで、一次止血栓を補強して永久な止血とするために、血小板やそのほかの細胞のすき間にフィブリンがセメントのように固まることをはじめとする、一連の血液の凝固が起こります。その結果、石垣がセメントで固められるように丈夫な血液の塊ができ、これを二次止血栓とよびます。一次止血栓と二次止血栓をまとめて、血栓とよびます。血栓とは、止血の結果できる血液の塊のことです。

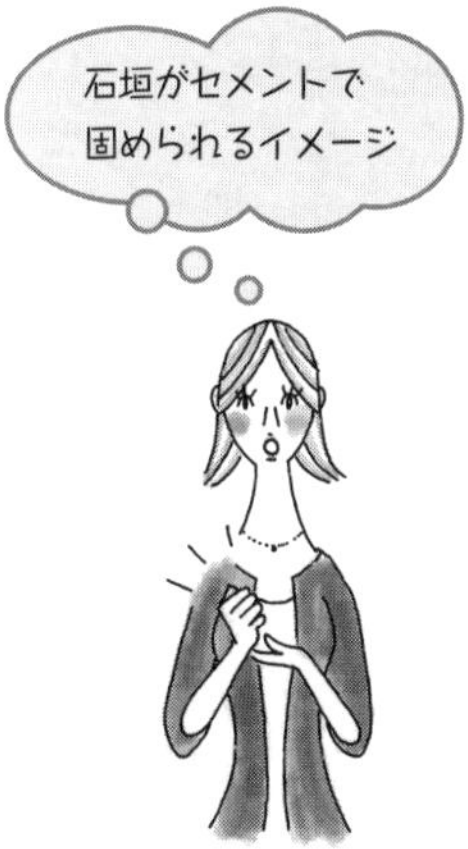


血液の凝固と止血のしくみ

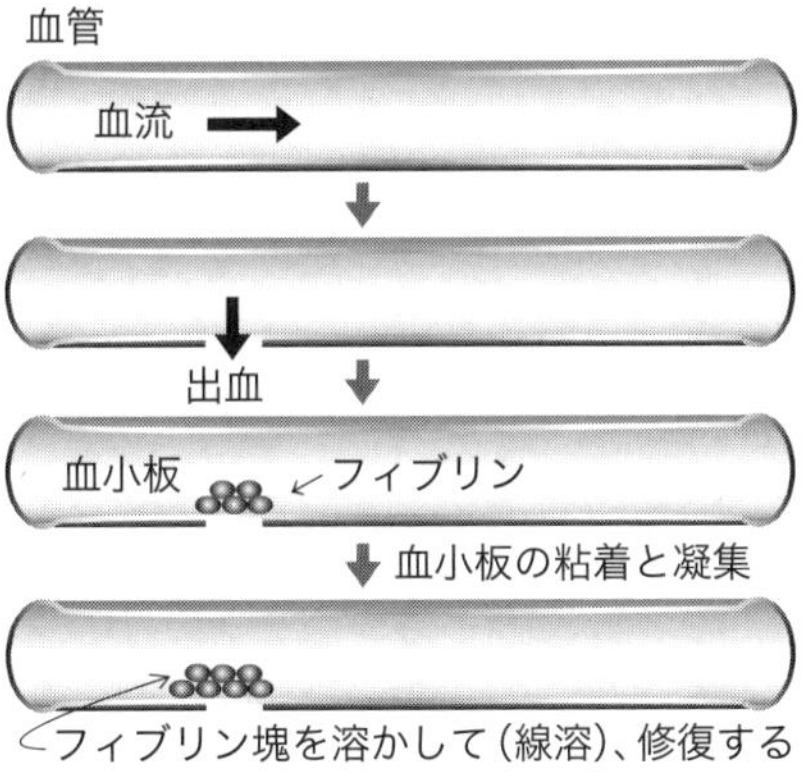

## 血管の破れ目にくっついて集まる、血小板

血小板は一次止血に重要な働きをしていますが、血液の凝固を促進する働きや毛細血管を強化する働きもしています。血小板は、骨髄巨核球の細胞質がちぎれてできます。血小板には核はありませんが、細胞としての種々の機能をもっています。

血小板は血液の中に、通常は一〇万〜三〇万／μl存在しています。血小板は骨髄でつくられ、血液の中に出てから、約一〇日の寿命があります。血小板の産生を促進して調節している血漿中の液性因子があり、トロンボポエチンとよばれています。

血小板が止血を行う際には、まず血管の破れ目にくっつきます。この機能を粘着とよびます。血小板の粘着には、血漿中のフォン・ウィルブランド因子[*1]が必要です。

血小板が粘着すると、血小板内で一連の反応が起こり、血小板は円盤のような形をしていたのが、とげをもった球状に変わり、さらに互いに粘着します。

これを血小板の凝集とよびます。

血小板の凝集を促進したり、抑制したりする種々の物質があることが知られています。血小板の粘着と凝集は、血栓をつくるうえで重要な役割を担っています。

＊1　血友病Ａの原因となる凝固因子（第Ⅷ因子）に関連した因子

## 血液の凝固・溶解にかかわる多くの因子

血管内を流れている血液は、通常は凝固しません。しかし、血管壁が破れた場合、血管内に凝固を引き起こす物質が混入した場合、血管の外に血液が出た場合などには、血液は凝固します。血液が凝固するということは、複雑な生化学的な反応の結果、フィブリン塊が出現して血液が流動性を失うということです。

血液凝固の機序に関与する因子は、多数あります。凝固第Ⅰ因子から第XIII因子まで（第Ⅵ因子は欠番）とそのほかの因子がありますが、蛋白質、リン脂質、カルシウムイオンなどで構成されています。凝固には多数の因子が一連の連鎖反応として働くのです。

血液の凝固の結果できたフィブリン塊は、しばらくすると多かれ少なかれ溶解されます。この現象を、線維素溶解現象とよびます。簡単に線溶とよぶこともあります。線溶は、主にプラスミンという蛋白質分解酵素によって行われます。

血液凝固の概略

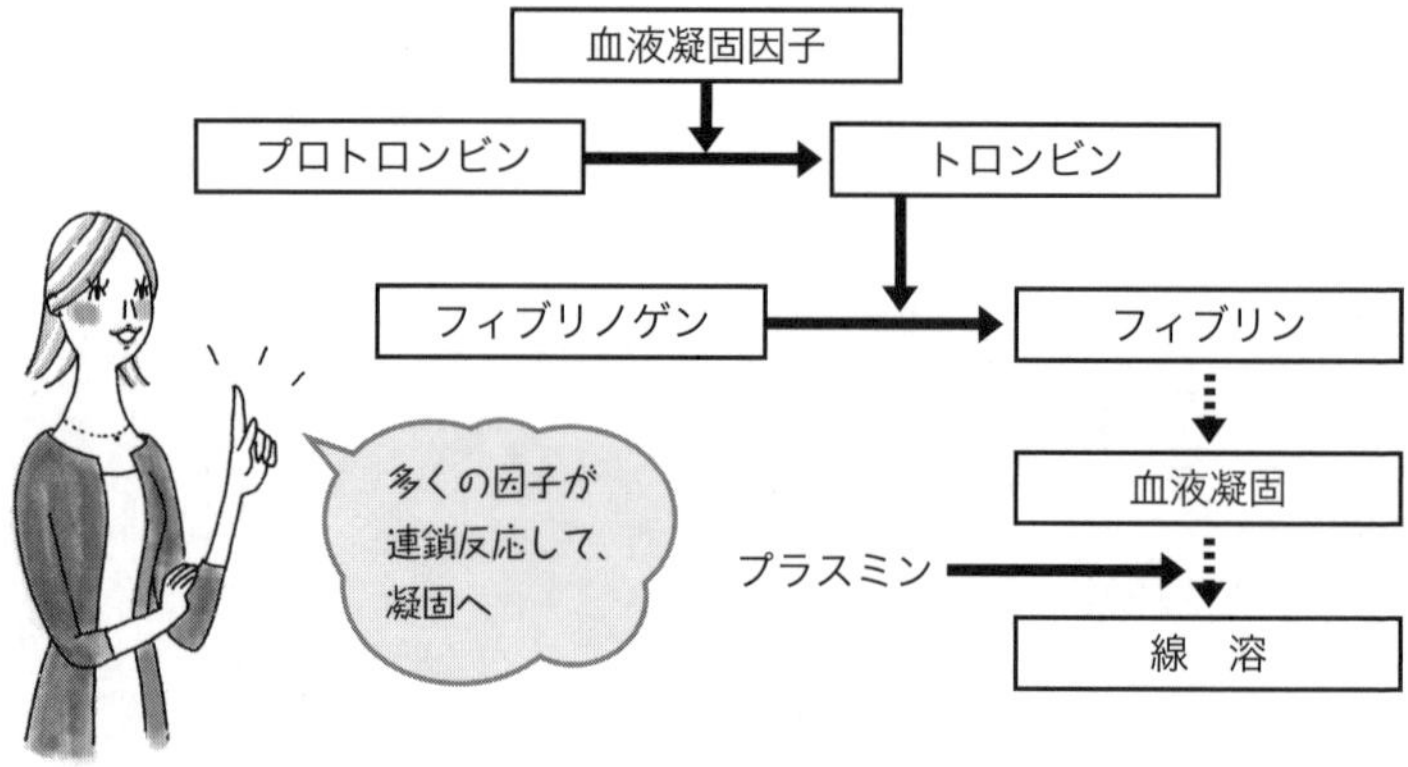

## 止血がうまく働かない状態——出血傾向

出血傾向とは、正常の止血機構に異常が生じて止血が困難になることをいいます。出血傾向の原因としては、血小板の異常、血液凝固の異常、血管の異常が挙げられます。

血小板の異常としては、血小板数の減少ならびに血小板の機能異常があります。また、血小板数が減少する代表的な疾患に、特発性血小板減少性紫斑病（idiopathic thrombocytopenic purpura：ＩＴＰ）があります。この病気では、骨髄では血小板をたくさんつくっているのに、免疫異常のために血小板に対する自己抗体が出現して、血小板が脾臓などで壊されてしまいます。女性に多い病気です。

治療としては、免疫を抑制する目的でステロイドホルモンを投与します。ステロイドが無効の場合や、長期間のステロイド投与が必要な場合には、脾臓を手術で取り除くことが行われます。脾臓の手術は、学童期以降なら安全に行うことができます。最近では開腹手術ではなく、腹腔鏡手術でのぞきながら行う

ことができます。（一八一ページ参照）
血小板数の減少は、薬剤の使用によって出現することがあります。抗がん薬の投与によってしばしば見られますが、ほかの多くの薬剤によっても血小板の減少が出現することがあります。通常は、薬剤を中止することによって回復します。

血小板機能の異常は、先天性血小板機能異常症やフォン・ウィルブランド病で認められます。

先天性血小板機能異常症にはいくつかの病型がありますが、いずれもまれなものです。フォン・ウィルブランド病は、常染色体性優性遺伝をする病気

特発性血小板減少性紫斑病の発症機序

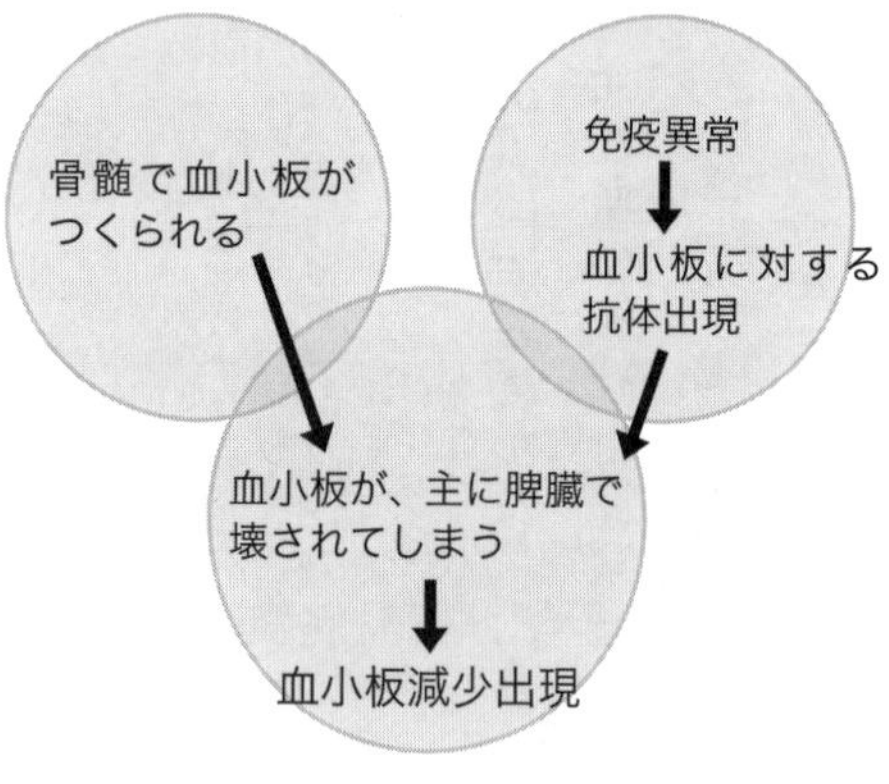


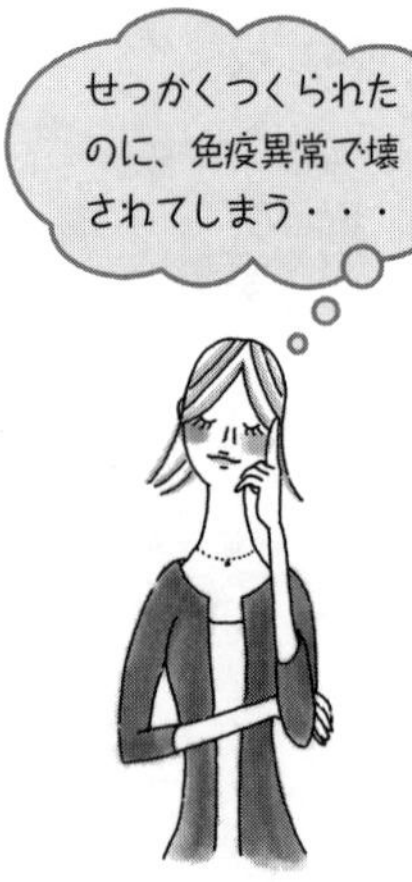
せっかくつくられた
のに、免疫異常で壊
されてしまう・・・

で、男女両性に出現します。フォン・ウィルブランド病では、血小板が血管内の皮下組織に粘着する際に必要なフォン・ウィルブランド因子が、血漿の中で欠乏もしくは異常を示しています。そのために、一次止血が十分に行われず、出血しやすくなります。治療には、新鮮凍結血漿や第Ⅷ因子濃縮分画の点滴が有効です。

また、血管の異常による出血傾向には、遺伝性出血性末梢血管拡張症、アレルギー性紫斑病、老人性紫斑などがあります。血管壁がもろくなるために皮下出血しやすくなるのですが、一般に重篤な病状にはなりません。

## 生まれつき出血傾向の遺伝性疾患――血友病

血液凝固の異常の代表的な病気は、血友病です。

血友病は、凝固の第Ⅷ因子あるいは第Ⅸ因子が先天的に欠乏している病気で、第Ⅷ因子欠乏を血友病Ａ、第Ⅸ因子欠乏を血友病Ｂとよびます。血友病Ｂより血友病Aの方が多く、血友病Aは、血友病Bの約五倍の頻度です。血友病全体の頻度は、男の新生児一万人あたり一〜二人と推定されています。

血友病は、伴性劣性遺伝をします。女性の保因者を介して、男性に発症するのです。血友病の男性が正常の女性と結婚すると、生まれてくる男児はすべて正常ですが、生まれてくる女児はすべて保因者になります。正常の男性が血友病保因者の女性と結婚すると、生まれてくる男児は五〇パーセントの確率で血友病になり、生まれてくる女児は五〇パーセントの確率で保因者になります。

血友病の病型

| | |
|---|---|
| 血友病A | 凝固第Ⅷ（8）因子欠乏により発症 |
| 血友病B | 凝固第Ⅸ（9）因子欠乏により発症 |

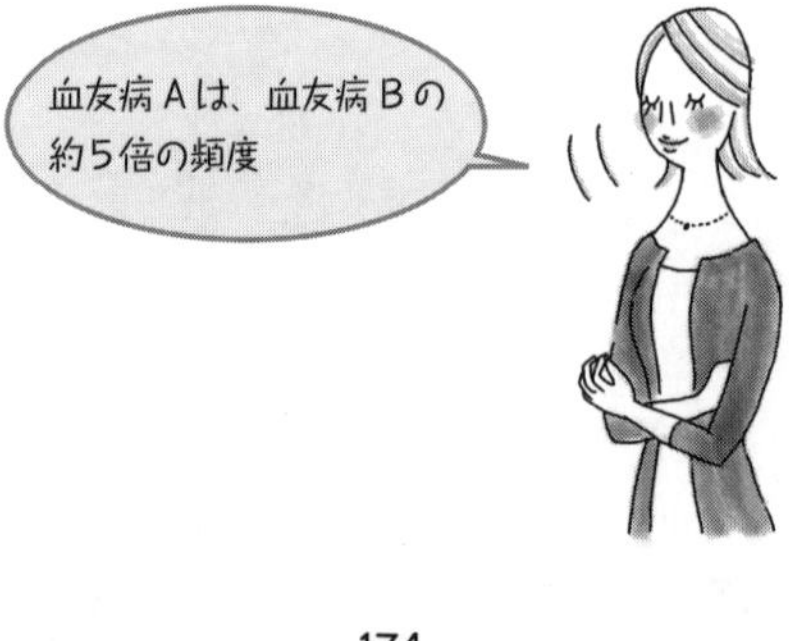

家系内にほかに患者が見出せない孤発例も存在し、突然変異による場合もあると考えられています。

血友病は、ほとんど症状のない軽症例から、重篤な出血傾向を示す重症例まで さまざまです。血友病の出血傾向は、深部組織への出血が特徴的で、関節内出血、筋肉内出血、皮下血腫などが見られます。膝関節内の出血はもっとも多く見られ、適切な予防や治療をしないと、関節の拘縮[*2]や変形が起きてしまいます。打撲を受けた場合にも、出血が起こりやすくなります。

血友病の治療は、第Ⅷ因子あるいは第Ⅸ因子を静脈内に注射して補充することによって行われます。血友病の治療薬によってエイズに感染するという大変悲しい不幸な出来事がありましたが、現在では加熱した製剤や遺伝子工学によって生産された薬剤を使うようになり、この問題は解決しました。

血友病以外にも凝固因子の欠乏症がありますが、いずれもきわめてまれなものです。

＊2　硬くなって、動かすことができなくなること

## 血管内で血が固まる、血栓症と塞栓症

出血傾向の反対に、血液が血管内で固まってしまうものが、血栓症と塞栓症です。

止血と同様の機序で、血液が血管内で固まることを血栓症といいます。血管内で固まった血液の塊を血栓とよびますが、血栓が血流によって運ばれて小血管をつまらせることを塞栓症といいます。

血栓症の場合は、血栓が血管の内側を部分的にふさいでいる場合と、血管を完全につまらせている場合とがあります。たとえば、脳の血管がつまる病気を脳梗塞あるいは脳軟化といいますが、脳梗塞は脳血栓や脳塞栓、あるいは脳血管の攣縮（けいれん的に縮むこと）によって生じます。脳血栓は脳の血管内で血液が固まって血管をつまらせてしまうものですし、脳塞栓は心臓の中などでできた血栓が流れて来て、脳血管をつまらせるものです。

なぜ血管内で血栓ができてしまうのかは難しい問題で、複雑な機序が関与していますが、血小板や凝固機序が活性化することや凝固阻止作用が低下するこ

となどが関係しています。

生まれつき血栓ができやすい傾向の人がいることも知られています。アンチトロンビンⅢ、プロテインC、プロテインSなどの凝固制御因子が先天的に欠乏している場合、あるいは異常をもっている場合などです。

後天性に血栓ができやすくなる状態には、糖尿病、脂質異常症（高脂血症）、抗リン脂質抗体症候群などがあります。赤血球増加症（多血症）や血小板増加症でも、血栓ができやすくなります。

播種性血管内凝固という病態では、がん、感染症、産科疾患などに伴って、全身に微小血栓が形成され、そのために凝固因子や血小板が消費されて出血傾向が出現します。原疾患の治療をすると同時に、血栓形成を抑制する薬剤を投与することによって、出血傾向も改善します。

血栓が形成されるために出現する重大な病気には、脳血管がつまる脳梗塞と心臓の血管がつまる心筋梗塞があります。脳梗塞と心筋梗塞は、高血圧や脂質異常症など生活習慣病とよばれる病気と関連をもつもので、現代社会において、がんと並ぶ重大な死亡原因となっています。

高血圧、糖尿病、脂質異常症などを予防したり十分に治療することは、血栓症の予防のうえからも重要です。

また、血栓症の予防には、アスピリンなどの血小板機能を抑制する薬が用いられます。血栓症の予防と治療をかねて、血液の凝固を抑制するワルファリンという薬が用いられることもあります。

血栓症の治療として、血栓を積極的に溶かすことも行われるようになりました。ウロキナーゼ、組織プラスミノーゲンアクチベータなどが血栓溶解の目的で用いられます。血栓を溶かすということは出血傾向をもたらす場合もあり慎重な判断が求められます。

## 青あざ＝紫斑ができやすい病気とは？

青あざができやすい状態を、紫斑病とよんでいます。紫斑症には、ぶつけた覚えがないのに青あざができるという特徴があります。紫斑とは、青あざのことです。

　代表的な紫斑病として、特発性血小板減少性紫斑病（idiopathic thrombocytopenic purpura：ＩＴＰ）があります。血小板数の低下があり、出血しやすくなります。青あざができやすく、鼻出血、歯肉出血が起きやすくなります。

　特発性血小板減少性紫斑病は、免疫性血小板減少症ともよばれ、免疫に異常があって骨髄でつくられた血小板が血小板に対する自己抗体によって壊されてしまう病気です。

　アレルギー性紫斑病あるいはシェーンライン・ヘノッホ紫斑病とよばれる

紫斑病の種類

- 特発性血小板減少性紫斑病
- シェーンライン・ヘノッホ紫斑病（アレルギー性紫斑病）
- 老人性紫斑病
- 単純性紫斑

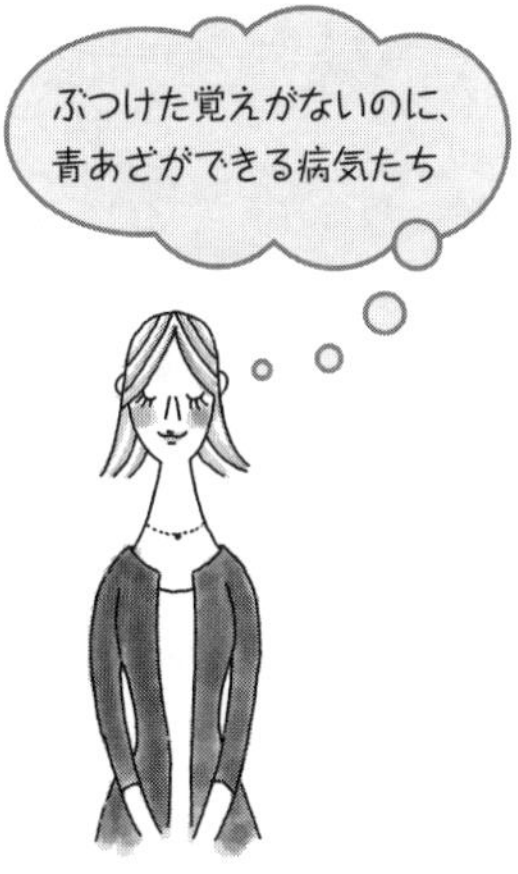
ぶつけた覚えがないのに、
青あざができる病気たち

病気には、血小板減少を伴わない紫斑、関節痛、腹痛などが見られます。ウイルス、細菌、食べ物などに対する過敏反応ではないかと考えられています。通常は、一か月以内によくなる良性の病気です。

老人性紫斑とよばれるものは、高齢者の手背や腕の外側などの外力を受けやすい場所に、赤紫色の境界がはっきりした不規則な形の出血によるあざができる状態です。検査に異常はありません。皮膚や血管の周囲が萎縮したために、血管が「ずれ」や「ねじれ」に弱くなった結果生じるものです。放置して差し支えないものです。

単純性紫斑というのは、女性に多いもので、単にあざができやすいだけで、出血傾向はなく、心配のないものです。これも、放置して差し支えありません。

ＩＴＰは、自分の血小板に対する抗体ができて、せっかくつくられた血小板を壊してしまう病気です。自己抗体によって自分の血小板を壊してしまうという自己免疫疾患です。血小板は、主に脾臓で壊されます。

ＩＴＰでは、免疫の異常によって血小板に対する抗体がつくられるので、治療としては免疫を抑えるためにステロイドが投与されます。血小板を破壊する主な場所である脾臓を、手術によって取り除くことも有効です。脾臓を取り除く手術は摘脾術とよばれますが、最近では、お腹を切らずに腹腔鏡手術で行われるようになりました。

ＩＴＰでは、γ-グロブリンを大量に点滴によって静脈注射すると、一時的に血小板の破壊が抑えられて血小板数が上昇します。摘脾術の前や出産の前などには、γ-グロブリンの大量投与が行われます。

# 第9章 血液型のはなし

## A、B、AB、O型の四型に分類

血液型とは、一般には赤血球の血液型を意味していて、赤血球の膜の表面に存在している赤血球型抗原物質のことです。白血球や血小板にも同じような抗原物質が存在し、それらをも含めて血液型とよぶこともあるのですが、血液型というと、通常は赤血球型のことを指しています。

血液型は、遺伝によって定められています。血液型には、ＡＢＯ式血液型をはじめ、Ｒｈ式、ＭＮ式、Ｐ式、Lewis式など多数の種類があります。現在までに、約四〇〇種類の赤血球型抗原物質が発見されています。血液型もそれだけの種類があると考えてよいのです。

これらのなかで、輸血に際して重要なものは、ＡＢＯ式とＲｈ式です。血液型は多くの人のなかから個人を識別する標識ともなるもので、法医学の世界でも重要なものです。

赤血球にＡＢＯ式の血液型があるということは、一九〇一年にウィーンの研究所にいたカール・ラントシュタイナーによって発見されました。ＡＢＯ式血液型はＡ抗原とＢ抗原の有無によって成り立ち、Ａ、Ｂ、ＡＢ、Ｏ型の四型に分類されます。

ＡＢＯ式血液型の特徴は、正常の人の血清中に抗Ａ、抗Ｂの凝集素が存在し、自分の血球に対応しない抗体をもっていることです。これは、ラントシュタイナーの法則とよばれています。

ヒトの血液を血球と血清に分けて、それぞれ試験管内で混ぜる試験を交差試験とよびます。血球が血清中の抗体と反応すると、血球同士がくっつきます。これを凝集とよびます。

Ｏ型血球はＡ、ＢおよびＡＢ型血清

ABO 式血液型

| | 赤血球 | | 血清 | |
|---|---|---|---|---|
| A 型 | A 抗原 | (+) | 抗 A | (−) |
| | B 抗原 | (−) | 抗 B | (+) |
| B 型 | A 抗原 | (−) | 抗 A | (+) |
| | B 抗原 | (+) | 抗 B | (−) |
| O 型 | A 抗原 | (−) | 抗 A | (+) |
| | B 抗原 | (−) | 抗 B | (+) |
| AB 型 | A 抗原 | (+) | 抗 A | (−) |
| | B 抗原 | (+) | 抗 B | (−) |

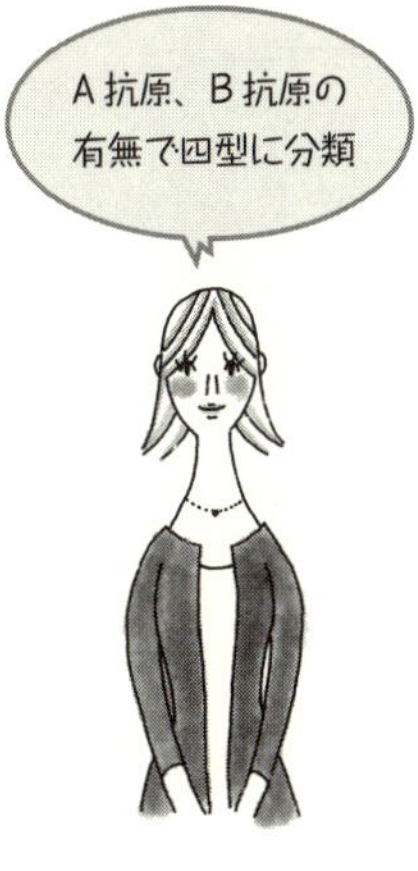

を加えても凝集せず、O型血清はA、BおよびAB型血球を凝集します。A型血球はOおよびB型血清に凝集し、A型血清はBとAB型血球を凝集します。A型の人は抗B血清をもち、B型の人は抗A血清をもっているのです。また、AB型の人の血清は抗Aも抗Bも含まず、O型の人の血清は抗Aと抗Bの両方をもっているのです。

ABO式血液型は、メンデルの法則に従って遺伝します。O型の遺伝子型はOO、A型の遺伝子型はAAかAO、B型の遺伝子型はBBかBO、AB型の遺伝子型はABなので、両親のABO式血液型と生まれる子どもの血液型の可能性には、一定の規則があります。

ABO式血液型の頻度は、人種や民族によって違いがあります。日本人では、A型がもっとも多く、次いでO型、B型、AB型という順ですが、イギリス人では、O型、A型、B型、AB型という順になります。白人は日本人に比べて、B型とAB型が少ないようです。

# Ｒｈ式血液型の特徴とは？

Ｒｈ式血液型は、一九四〇年にアカゲザルの血球に対する抗血清の研究から発見されました。Ｒｈ式血液型の発見によって、習慣性流産や異常に強い新生児黄疸の原因の一つが解明されました。

Ｒｈ式血液型の抗体は六種類あることが明らかになっていますが、もっとも重要なものは、抗Ｒｈｏあるいは抗Ｄといわれるものです。一般にＲｈプラスあるいはＲｈマイナスというときには、抗Ｄ（抗Ｒｈｏ）が陽性あるいは陰性を意味しています。

日本人では、Ｒｈ式血液型の抗Ｄ抗体と反応する血球をもっている人、すなわちＲｈプラスの人が九九・五パーセントであり、抗Ｄ抗体と反応しない血球をもっている人、すなわちＲｈマイナスの人が〇・五パーセントです。白人ではＲｈプラスが八五パーセントで、Ｒｈマイナスが一五パーセントといわれています。

Ｒｈマイナスの女性がＲｈプラスの男性と結婚して妊娠すると、胎児はＲｈ

プラスになります。そして、胎児によって感作されて母親の血清中に抗Ｒｈ抗体が出現します。この抗Ｒｈ抗体が胎盤を通って胎児に移行すると、胎児の血球と反応してこれを溶血させます。これが、習慣性流産や新生児の強い黄疸の原因となるのです。この現象は、二回目以降の妊娠で強く出る傾向があります。

通常の輸血に際しては、ＡＢＯ式血液型とＲｈ式血液型の抗Ｄについて検査をして合致した血液を使用しています。

## 輸血の際には、血液型検査が必要

血液型にはきわめて多くの種類がありますが、輸血の際には、ＡＢＯ式血液型とＲｈ式血液型の抗Ｄについて検査をしています。供血者と受血者のＡＢＯ式とＲｈ式についての血液型の違いが、輸血に際して副作用を生じるからです。そのほかの血液型については、抗原性が弱いので特に問題がないのです。

ＡＢＯ式の血液型についてては、血清中にある抗体の有無を述べますと、Ａ型の人はB型抗体をもち、B型の人はA型抗体をもち、O型の人はA型抗体とB型抗体をもち、AB型の人はA型抗体もB型抗体ももっていません。そのため、以前はA型の人はA型とAB型の人に輸血でき、B型の人はB型とAB型の人に輸血でき、O型の人はすべての血液型の人に輸血でき、AB型の人はAB型の人にしか輸血できないといわれていました。これは緊急時にはあてはまる事柄ですが、現在では、通常はABO式とRh式の血液型が合致した場合にのみ輸血することが行われています。少しでも輸血に伴う副作用を減らそうとする努力の現れです。

## 血液型と性格は本当に関連があるのでしょうか？

よくABO式の血液型と性格との間に関連性があるのではないかと話題になります。この問題は、私の考えでは信頼するに足る根拠のないものと思われます。しかし、人の性格はかなりの部分は遺伝によって影響を受けますので、親からの遺伝によって決定されるＡＢＯ式血液型と親のもつ性格の遺伝との間に、何らかの関連があっても不思議はありません。それよりも、きわめて複雑で環境にも左右されることの多い人の性格をＡ、Ｂ、Ｏ、ＡＢの四種類で単純に分けることの方が無理があると思われます。

骨髄移植は、ＡＢＯ式血液型が異なっていても実施することができます。たとえばＡ型の人がＢ型の人から骨髄移植を受けて成功すると、血液型はＢ型に変わってしまいます。しかし、性格が変わることはありません。

## 血液型判定が難しい場合とは？　血液型が変わる場合とは？

Ａ型やＢ型の抗原性が、通常とは異なっている亜型がたくさん見つかっています。このような場合は、血液型の判定が難しい場合があります。血液型を調べてもらったら、以前に検査してもらったときと異なる血液型だといわれたということが時々ありますが、そのような場合は血液型が典型的でなく亜型を示していて、抗体に対する抗原性に微妙な差がある結果と考えられます。新生児のときには血液型がはっきりせず、五〜七歳くらいになってはっきりしてくるということもあります。抗原性が成長とともに発達することがあるためです。

病気によってA型の抗原性がだんだん弱くなってO型と区別がつかなくなったり、O型やA型だった人がB型の抗原性をもってB型やAB型に変わるようなこともあるといわれています。

異なる血液型の血球が混ざった血液をもっている人が、まれにいるようです。それは、血液型の異なる二卵性双生児の間で、胎児のときに子宮内で血管の吻合が起こり、片方の造血細胞がもう一方に移行して骨髄に着いた結果、二種類の血球を一生つくり続けることになった結果だと説明されています。その場合は、唾液中には血液型の型物質が分泌されているので、唾液中の型物質を調べることによって、その人の本来の血液型がどちらであったのか見当がつきます。

# 第10章
# 血液にまつわるトピックス

# 骨髄移植をはじめとした造血幹細胞移植

血液についての移植では骨髄移植がもっとも有名ですが、最近では末梢血幹細胞移植や臍帯血移植など類似の手法が増えてきたので、それらを一括して、造血幹細胞移植とよんでいます。

骨髄移植を例にとると、白血病などで骨髄の造血細胞が冒されている場合に、病人の骨髄を正常な人の骨髄で置き換えるのが骨髄移植です。骨髄移植は、白血球の血液型であるヒト白血球抗原（human leukocyte antigen：ＨＬＡ）が合致した場合に実施されます。骨髄移植を受ける患者さんの年齢が若い方が、治療成績がよい傾向があります。

骨髄移植の方法は、患者さんに大量の全身放射線照射と大量の抗がん薬の投与を行い、患者さんの骨髄細胞が死

造血幹細胞移植の種類

- 骨髄移植
- 末梢血幹細胞移植
- 臍帯血移植

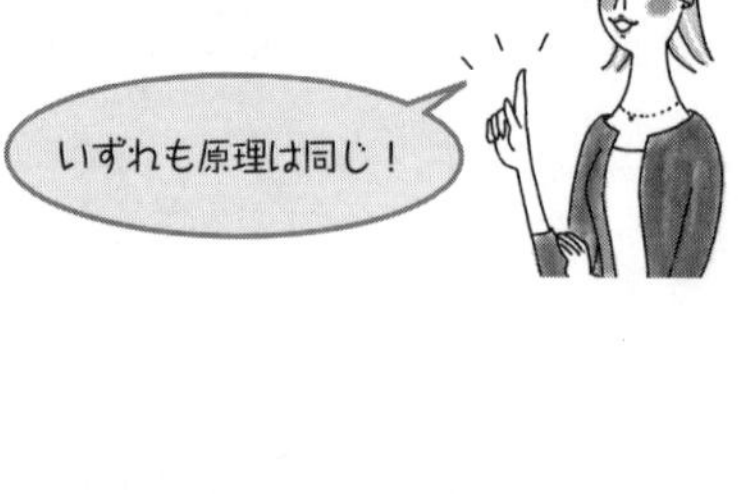

に絶える状態になったところへ、健康人である骨髄提供者から採取した骨髄液を、点滴によって患者さんの静脈内に注入するのです。

注入された骨髄液に含まれている造血幹細胞が血液中を流れて骨髄にたどり着き、骨髄にとどまって増殖し始めることを、生着とよんでいます。注入された造血幹細胞が骨髄で生着し、順調に増えて正常の造血が回復すれば骨髄移植は成功です。

また、兄弟姉妹のことを同胞ともいいますが、骨髄移植は通常はＨＬＡが合致した同胞間で行われます。ＨＬＡが一部分一致していなくても、親子の間では骨髄移植が行われる場合もあります。同胞や親子の間で行われる場合を血縁者間同種骨髄移植とよびます。

一卵性双生児間の場合は、同系骨髄移植とよびます。血縁者にＨＬＡの合う骨髄提供者がいない場合は、骨髄バンクに依頼してＨＬＡの合う骨髄提供者を探してもらうことになります。この場合は、非血縁者間同種骨髄移植とよばれます。

一卵性双生児間の同系骨髄移植以外の骨髄移植の場合は、ＨＬＡが合致していてもまったく同じ骨髄ではありませんので、移植後に移植片対宿主病（graft-versus-host disease：ＧＶＨＤ）という反応が、多かれ少なかれ出現します。これは移植された細胞の中のＴリンパ球が宿主、すなわち患者さんの組織を非自己と認識して攻撃するためです。ＧＶＨＤが重症にならないように、適宜免疫抑制薬が用いられます。ＧＶＨＤは重症になると困るのですが、ある程度のＧＶＨＤが出現した方が、原病の悪性腫瘍細胞がやっつけられて病気の再発がくい止められるのです。

骨髄移植は、骨髄液中の造血幹細胞を移植するものですが、造血幹細胞は末梢血液の中にも流れています。末梢血中の造血幹細胞を特別な機械を使って回収し、移植するのが末梢血幹細胞移植です。造血幹細胞は臍帯血の中にも豊富に含まれています。出産後の胎盤から臍帯血を採取し、その細胞を冷凍保存しておいて移植するのが臍帯血移植です。いずれも、造血幹細胞を移植するので、原理は同じです。（二七一ページ参照）

## 移植の際に重要な役割を果たすＨＬＡとは？

臓器移植に際して提供された臓器が、患者さんの体内で異常な反応を起こすかどうかは、組織適合抗原の違いを免疫系がどう認識するかにかかっています。ヒトの主要組織適合抗原は、ヒト白血球抗原（ＨＬＡ）とよばれます。ＨＬＡ抗原は、クラスⅠとクラスⅡの二つのグループに分類され、前者がＨＬＡ‐Ａ、Ｂ、Ｃに、後者がＨＬＡ‐ＤＲ、ＤＱ、ＤＰに細分類されます。組織適合性抗原は、免疫応答や自己と非自己の認識の際に重要な役割を果たしています。免疫反応の際にＴリンパ球が抗原を認識するうえで、ＨＬＡ抗原が関与しているのです。

ＨＬＡにはきわめて多くの亜型があり、Ａ、Ｂ、Ｃ、ＤＲ、ＤＱ、ＤＰのそれぞれが、多い場合は何十もの亜型をもっています。骨髄移植に際しては、ＨＬＡ‐Ａ、Ｂ、ＤＲが一致している場合に実施されるのが一般的です。ＨＬＡはきわめて多様性に富んでいるので、さらに詳細に検索する方法として遺伝子を調べることなども行われています。

## 輸血のはじまりから現在まで

輸血は、現在では広く行われていて、命を救うための重要な手段の一つになっています。輸血に関する歴史は、伝承の時代から、死に瀕した人に他人の血液を与えて命を救ったという記載があります。西洋では、ヒトに羊の血液を輸血するという治療法があり、羊の血液を輸血されると患者さんに角が生えるかどうか議論されたそうです。

科学的な意味での輸血の始まりは、十九世紀初頭にロンドンのブランデルという産婦人科医が、多くの産婦が産後出血のために死亡することを憂えて、輸血の研究を始めてからのことです。

ブランデルはまず注射器を発明し、これを用いて採血した血液を失血者に輸注することを試み、その結果を論文で発表しました。一八二九年の「輸血成功例について」という論文では、一〇例の産後の致命的な出血多量の産婦に人血を輸血したところ、半数に好結果を得たと報告しています。

その後、外科医や産婦人科医が輸血を試み、種々の工夫をしましたが、当時は血液型の存在が知られておらず、また、抗凝固薬にもよいものがなかったため、輸血例の半数近くは血管内で血球が壊されてしまい、高い死亡率を残していました。

一九〇一年にＡＢＯ式血液型が発見され、その後一九一〇年代になって輸血による死亡事故の多くは、血液型不適合によるものだと考えられるようになりました。ＡＢＯ式血液型を発見したラントシュタイナーは、その後、ＭＮ式血液型やＰ式血液型も発見していますが、血液型というものの存在を発見した功績は大きく、一九三〇年にノーベル生理学・医学賞を受賞しました。

さらに、輸血の際の抗凝固薬として、クエン酸ナトリウムが使われるようになり、第一次世界大戦のときに役に立ちました。

わが国でも、一九一九年から輸血が始められましたが、広く世間に知られるようになったのは、一九三〇年に浜口雄幸首相が東京駅のプラットホームで凶漢に腹部を狙撃され、腹腔内出血多量で瀕死の状態になったときに、東京大学外科の塩田広重教授が部下の外科医とともに東京駅にかけつけ、首相の次男から採血して輸血を行い、無事に首相を寝台自動車で東大病院に運び、開腹手術を行って救命した事件でした。浜口首相は、東大病院入院後も次男と秘書官から輸血を受けています。浜口首相への輸血は新聞でも大きく報道されました。

第二次大戦後、輸血についての献血業務は、日本赤十字社の事業として全国的に拡大して、今日では安心して輸血が受けられる状況になっています。

輸血は供血者から採血した血液の血液型を確認し、受血者の血液と供血者の血液を混ぜ合わせる交差反応を実施したうえで、そのまま輸血するという全血輸血が古くから行われていたものです。最近では、全血輸血以外に、必要な成分を選んで輸血する成分輸血が主流になっています。

献血で得られた血液を、赤血球、血小板、血漿に分け、赤血球輸血と血小板輸血に用い、血漿はそのまま凍結保存して新鮮凍結血漿として用いたり、種々の凝固因子などを抽出して、血液製剤をつくるのに用いられます。

献血の際にも、全血を採取する方法と、血小板だけを採血してほかの成分は体に戻す方法を選ぶことができます。血小板だけをとる方法は、血液を特別な機械を通して体に戻すことを続けるだけですから、安全で体に対する負担もありません。

献血された血液は血液センターで保存され、必要に応じて各病院に払い出されて使われます。したがって、現在行われている輸血は、ほとんどが保存血によるものです。一方、採血した血液をすぐに患者さんに輸血する場合は、新鮮血輸血とよびます。現在では、新鮮血輸血は以前に比べてずっと少なくなっています。

## ヒトの血液を材料とした薬剤——血液製剤

血液製剤とは、ヒトの血液を材料として得られる薬剤のことです。輸血に用いられる血液以外では、血漿蛋白から種々の分画を分離したものが含まれています。その中には、新鮮凍結血漿、免疫グロブリン製剤、アルブミン製剤、凝固因子製剤などが含まれています。

新鮮凍結血漿は、採血した血液から遠心分離によって得た血漿を凍結したものです。血液凝固因子の補充や、体の中の血漿が不足したときなどに用いられます。

　免疫グロブリン製剤は、低または無γ-グロブリン血症に用いられますし、また各種の抗体を含んでいますので、ウイルス感染症や重症感染症に点滴静脈注射で投与されます。

　また、アルブミン製剤は血液中の主な蛋白質を取り出したもので、出血性ショックや外傷性ショックなどの場合に、病態を改善させるために静脈内に投与されます。

　凝固因子製剤には、血液凝固第Ⅷ因子製剤、第Ⅸ因子製剤、第ⅩⅢ因子製剤、フィブリノゲン製剤、アンチトロンビンⅢ製剤などがあります。それぞれ、

血液製剤の種類

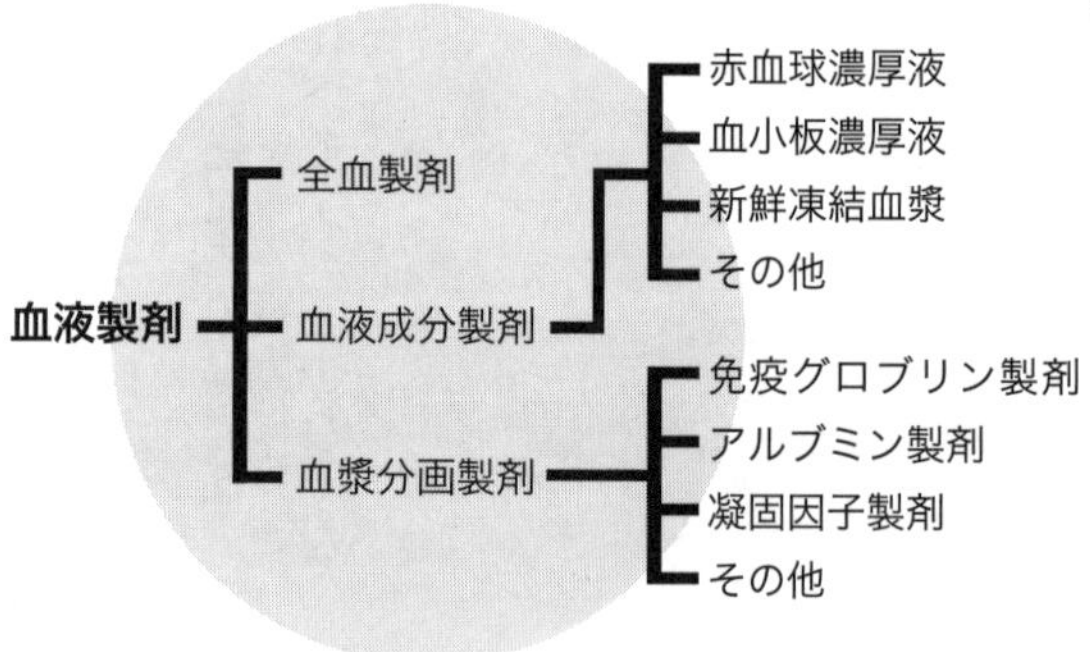


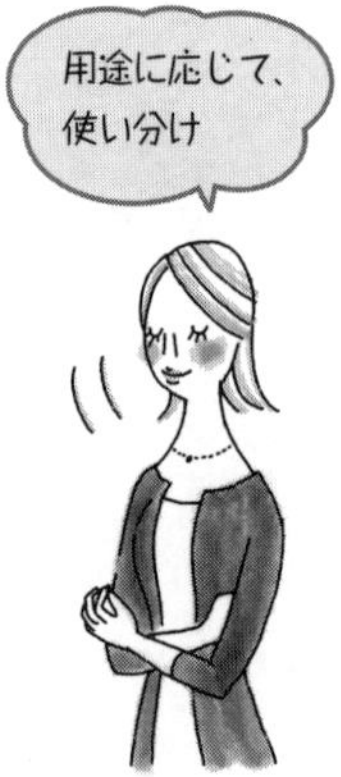

欠乏している凝固因子を補うために静脈内に投与されます。第Ⅷ因子製剤や第Ⅸ因子製剤は、血友病患者さんに投与されます。

## 血漿交換療法とは何でしょうか?

病気にはいろいろな治療法がありますが、感染症の治療では、感染を引き起こしている原因である微生物を抗菌薬でやっつけることが主な治療法です。腫れ物を切除するような治療法もあります。ホルモンの病気では、多すぎるホルモンを抑えたり、足りないホルモンを補ったりします。

血漿交換療法というのは、患者さんの血漿を取り除き、新鮮凍結血漿で補充するというものです。一般に原因不明の疾患で、血漿の中に何か病気の原因になっている毒素のようなものがあると疑われるような場合に行われます。体中の血漿の量は多いので、何回も血漿交換をくり返します。

腎不全の場合の人工透析と同じように、血液を体外に取り出して、血漿部分を膜に通過させて、除去したいものを取り除いて、残りを体に戻す方法がとられることが多いのです。補充するものとしては、新鮮凍結血漿や電解質溶液を加えたアルブミン製剤が用いられます。

血漿交換療法が行われる病気には、激症肝炎、溶血性尿毒症症候群、ギラン・バレー症候群、重症筋無力症、マクログロブリン血症などがあります。

# 第11章
# 血液検査で病気を防ぐ

## 病気は予防できるのでしょうか？

人は生まれてから死ぬまでに、いろいろな病気にかかります。それほどの大病にはかからずに長寿を保つ人もいれば、何回も病気をくり返す人もいます。「病気にならなければ快適な生活を送れるのに」ということも多ければ、社会で活躍していたのに病気のために残念ながら早死にするという人も、少なくありません。

健康上のことで自由にならないことを、老荘思想では「生老病死」とよんでいます。老いることと死ぬことは避けては通れませんが、病気を防ぐことができれば、人生をもっと豊かなものにすることができるでしょう。

病気を防ぐことは本当にできるのでしょうか。病気にならないようにする、あるいは病気を早期に発見して対策を講ずることを目的としているのが、予防医学です。

病気には、いろいろな種類のものがあります。そのなかには、環境によるもの、不摂生によるもの、遺伝によるものなどが含まれています。環境によるものとしては、アスベストを長い間吸い込んだことによる肺の病気（中皮腫、その他）などがありますし、不摂生によるものとしては、酒の飲みすぎによる肝硬変などがあります。遺伝による病気、あるいは先天性の病気にも多くのものがあります。

環境による病気、あるいは不摂生による病気などは、予防策を講ずることができます。しかし、遺伝による病気や先天性の病気は、防ぐことは一般には困難です。また、原因がはっきりしないために、どうしたら予防できるのかがわからない病気もあります。

多くの病気のなかで、いわゆる生活習慣病とよばれる一群のものは、予防したり、病気の発症を遅らせたりすることが可能です。また、生活習慣の改善によって、病気の程度を軽くすることもできます。高血圧、脂質異常症、糖尿病などは、その代表的なものということができます。

## 病気の診断や早期発見に役立つ血液検査

私たちの体は、脳、心臓、肺、肝臓、腎臓、胃や腸など、多くの臓器から成り立っています。そのほかにも、皮膚、骨、筋肉、血液など、実に多くの構成要素が含まれています。これらの臓器や器官を含む私たちの体は、水分、脂質、蛋白質、カルシウム、リンなどから構成されており、さらに分解すれば、酸素、炭素、水素、窒素などの多くの元素になります。

私たちの体は、活動すると同時に体を構成している物質が代謝によって入れ替わり、常に新陳代謝をしています。私たちが生命活動を続けるうえで必要な物質は、栄養素として食事から摂取します。代謝の結果生じた老廃物は、処理されます。肺では、呼吸によって酸素を取り込み、二酸化炭素を放出します。

私たちの体は食事によって種々の栄養素を体内に取り込み、代謝して活動エネルギーを生み出し、いろいろな臓器の機能を維持し、老廃物を処理し、排出します。このような代謝活動が正常に働くように、私たちの体にはさまざまな調節機構があります。ホルモンなどはその調節をしていますし、体の中でつくられるサイトカインと総称される多くの活性物質も、さまざまな役割を果たしています。

体の中で何が起こっているのか、体が正常に働いているのか、どこかで異常を生じていることはないのかなどを知ることができれば、健康を維持するうえで役立ちます。そのための検査のなかで、比較的簡単にできるのが血液検査です。

血液検査によって、肝臓の機能、腎臓の機能、コレステロールや中性脂肪などの脂質の状態、貧血の有無、感染症などの炎症があるかどうか、などを知ることができます。がんがあるか否かを知る手がかりとなる腫瘍マーカーの検査も、血液検査に含まれます。

血液検査をすれば何でもわかるわけではありませんが、採血という簡単な手技によって多くの情報が得られるので、病気の診断や早期発見に役立っています。

## コレステロールとは何でしょうか?

コレステロール値や中性脂肪値が高い、などということがよく話題になります。最近では、血液の中のコレステロール値や中性脂肪値が高いことを、脂質異常症とよぶことが多くなってきました。脂質異常症は、動脈硬化を促進するからよくないと一般にいわれています。しかし、具体的にはどういうことなのでしょうか。

コレステロールは人や動物の脂肪の構成成分の一つであり、脳、神経、胆汁、肝臓、皮膚などに多く含まれています。コレステロールは、ステロイドと総称される物質の代謝の中心的位置を占めており、私たちの体を維持していくうえで、なくてはならないものです。

ステロイドには、副腎皮質ホルモン、性ホルモン、ビタミンD、胆汁酸などが含まれており、重要な働きをしているものが多いのです。各種のステロイドが体内でつくられる過程で、コレステロールが重要な働きをしています。

コレステロールには、いくつかの種類があります。コレステロールは水に溶けにくいので、血液の中のコレステロールは、リポ蛋白という小粒子を形成しています。

リポ蛋白には、ＬＤＬ（低比重リポ蛋白）やＨＤＬ（高比重リポ蛋白）などがあり、これらのうちＬＤＬコレステロールが多くなると、動脈硬化が促進されることが明らかになっています。一方、ＨＤＬコレステロールには、動脈硬化を抑制する作用があることが明らかになっています。そのために、ＨＤＬコレステロールは善玉コレステロール、ＬＤＬコレステロールは悪玉コレステロールとよばれています。

コレステロールに関しては、血液検査をして値が正常ならばほとんど問題ありませんが、高値の場合は、ＬＤＬコレステロールが高いためかどうかを調べることが必要になります。ＨＤＬコレステロールが低い場合も注意しなければなりません。（二二二ページ参照）

## 意外と知らない糖尿病の実態

糖尿病とは、どのような病気なのでしょうか。名前がよく知られているわりには、その実態を知らない人が多いようです。

糖尿病には、その名前が示すように、尿に糖が出るという症状があります。糖尿病という病気については紀元前から記載されており、口渇、多飲、多尿、体重減少を伴う消耗性疾患であることが古くから知られていました。十七世紀に、イギリスの学者が糖尿病患者の尿が甘いことに気づき、十八世紀になってから、尿の甘みは糖によるものであることが明らかになりました。

糖尿病では、血液の中の糖の濃度すなわち血糖値が高くなり、その結果、尿に糖が出るようになります。尿がたくさん出て、のどが渇き、水をたくさん飲みたくなります。しかし、口渇、多飲、多尿、などの症状は出ても一時的なことが多く、多くの人では症状ははっきりしないことが多いのです。

糖尿病は、膵臓から出るインスリンというホルモンが足りないために起きる病気です。インスリンには、ブドウ糖の利用を促進して血糖を下げる働きがあります。糖尿病では、インスリンの分泌が不足するために、持続的な高血糖がもたらされ、適切な治療をしないと血管が障害されて、種々の合併症が出現します。

特に小さな血管が冒される結果、腎臓、神経、網膜などの働きが悪くなり、腎不全、しびれ、視力低下などの症状が出ます。糖尿病のために腎臓が悪くなって、定期的に血液透析を受けなければならない人が年々増加しています。

糖尿病では、狭心症や心筋梗塞、あるいは脳梗塞などの血管障害を起こしやすくなります。また、足の動脈の血液の流れが悪くなって、足の先端が壊疽（えそ）といって腐ってきて、切断しなければならなくなったりします。

糖尿病の予防ならびに治療で重要なことの一つに、体重を減らすということがあります。糖尿病の発症時や末期に体重減少が見られることがありますが、肥満は一般に、糖尿病を誘発したり悪化させたりする要因なのです。

肥満によって相対的にインスリンが不足しても、やせることによって不十分なインスリンでも何とか間に合うようになるのです。また、適度な運動は、インスリンの作用を効きやすくします。しかし、重症になると毎日時間を決めて自分でインスリンを注射しなければなりません。足りないホルモンを外から補うのです。糖尿病は、患者さんが強い意志をもってきちんと治療をすれば、コントロール可能な病気です。（二一三ページ参照）

## 肥満が悪いとされるわけ

人の体型はさまざまで、太った人、やせた人、ずんぐりした人、がっちりした人、ひょろひょろした人など、いろいろなタイプがあります。そういうなかで、最近では、〝肥満〟が目の敵にされています。それほど肥満は悪いことなのでしょうか。

肥満とは、身長に比べて体重が多いことをいいます。よく用いられる基準としては、ＢＭＩ（body mass index：ボディ・マス・インデックス）というものがあります。ＢＭＩは体重（キログラム）を身長（メートル）で二回割った値です。日本の基準では、ＢＭＩが二五以上を肥満としています。また、ＢＭＩ

が一八・五未満をやせとしています。したがって、身長と体重からＢＭＩを計算して、二十五以上だと肥満に分類されてしまうのです。（二三五ページ参照）

赤ちゃんは丸々と太っていると可愛いのですが、大人になるとなぜ肥満が問題になるのでしょうか。肥満では、体の中に脂肪が蓄積することで、糖尿病や高血圧、脂質異常症などになりやすく、動脈硬化を促進することが多いのです。

脂肪にはエネルギーを蓄える働きがあり、アディポカインと総称される活性物質を何種類も産生しています。肥満に伴う脂肪の蓄積はアディポカインのバランスを崩し、生活習慣病などを悪化させます。

特に、太った人でお腹が出ている場合、お腹の中身は内臓脂肪であることが多いのですが、内臓脂肪が多いとアディポカインのバランスが崩れて、動脈硬化の促進など悪い方向に進むのです。

最近よく耳にするメタボリックシンドロームは、腹部の肥満に加えて、高血圧、空腹時高血糖（糖尿病か糖尿病の傾向）、脂質の異常のうち、二つがある場合に該当します。メタボリックシンドロームでは、心筋梗塞や脳卒中などが起こりやすいことが明らかになっています。（二三七ページ参照）

高齢で、小太りでも、大変元気な人がいることも事実ですが、一般には、肥満になるとメタボリックシンドロームになりやすいので、注意が必要なのです。

## 血液検査からわかること

血液検査では、採血をしますが、貧血の有無、肝機能、腎機能、血糖など多くの項目の検査ができます。血糖や脂質を調べる際には、空腹時に採血します。

【血算】

白血球数、赤血球数、血小板数などを測定します。白血球に含まれる細胞の内訳も調べます。血算の基準値は各施設によって若干異なりますが、参考になる数値は、第一章（三七ページ）を参照してください。

これらのなかで、血色素量（ヘモグロビン濃度）は赤血球に含まれる赤い色をした色素（ヘモグロビン）の量を示すので、赤血球数とヘモグロビン濃度はほぼ平行します。MCV（平均赤血球容積）とは、赤血球一個あたりの大きさを示しますが、鉄欠乏性貧血ではMCVが小さくなります。白血球百分率は、白血球を構成している好中球、リンパ球などの占める比率を示しますが、好中球数、リンパ球数は絶対数を示します。

生化学検査には、肝機能、腎機能、脂質代謝、糖代謝、蛋白、電解質などの検査項目が含まれています。

## 【肝機能に関する検査】

肝機能を示す検査項目を図に表します。AST（別名GOT）とALT（別名GPT）は、代表的な肝機能検査の項目です。肝障害のときには、通常ASTとALTが上昇します。急性肝炎では、ASTとALTがきわめて高い値になります。γ-GTPも肝障害で上昇しますが、酒の飲みすぎで上昇する特徴があります。アルコール性肝障害では、きわめて高い値になりますが、禁酒によって改善します。

ＡＬＰ（アルカリホスファターゼ）は、肝臓や胆のう関連の病気で上昇します。骨の成長とも関係があり、成長期では高い値を示します。妊娠時にも、高い値を示します。

ＬＤＨ（乳酸脱水素酵素）は、肝臓、腎臓、筋肉などに多く存在しますので、種々の原因で上昇します。ＬＤＨが高いというだけで特定の病気を推定することはできませんので、ほかの症状や検査所見を参考にします。

総ビリルビンは、黄疸の有無を判断する検査項目です。黄疸になると、総ビリルビンが上昇します。なお、空腹時にも総ビリルビンは少し上昇します

肝機能の検査

| 検査項目 | 単　位 | 基準値（NTT 関東病院） |
|---|---|---|
| AST（GOT） | U / l | 10 ~ 40 |
| ALT（GPT） | U / l | 5 ~ 45 |
| γ－GTP | U / l | 16 ~ 73 |
| ALP | U / l | 104 ~ 338 |
| LDH | U / l | 120 ~ 245 |
| ZTT | U | 2.3 ~ 12.0 |
| 総ビリルビン | mg / dl | 0.2 ~ 1.0 |
| アミラーゼ | U / l | 31 ~ 107 |
| HBs 抗原 | | (－) |
| HBs 抗体 | | (－) |
| HCV 抗体 | | (－) |

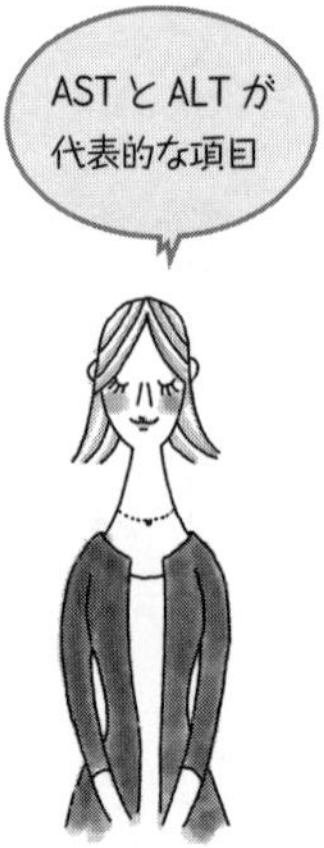

ので、健診ではやや上昇した結果がよく見られます。

アミラーゼは炭水化物を分解する酵素で、主に膵臓から分泌されます。急性膵炎など、膵臓に病気があると上昇します。アミラーゼは膵臓のほかに唾液腺からも分泌されますので、流行性耳下腺炎（ムンプス・おたふく風邪）でも上昇します。

ＨＢｓ抗原とＨＢｓ抗体は、Ｂ型肝炎の感染についての検査です。ＨＢｓ抗原とＨＢｓ抗体がともに陰性なら、Ｂ型肝炎の感染はないということです。ＨＢｓ抗原が陽性の場合は、Ｂ型肝炎に感染していることを示します。ＨＢｓ抗原が陰性でＨＢｓ抗体が陽性の場合は、過去にＢ型肝炎にかかって治癒したことを示します。Ｂ型肝炎の予防接種を受けて抗体ができた場合にも、ＨＢｓ抗原は陰性で、ＨＢｓ抗体が陽性になります。

ＨＣＶ抗体は、Ｃ型肝炎の感染の有無を調べる検査です。ＨＣＶ抗体陽性はＣ型肝炎に感染していることを示します。

Ｂ型肝炎とＣ型肝炎はウイルスによって感染する病気ですが、感染が認められる場合は詳しい検査が必要になります。

## 【腎機能に関する検査】

腎臓の働きを示す血液検査を表に示します。

尿酸は、体内の代謝産物として血液の中に存在し、尿中に排出されます。血液の中の尿酸が高くなり、足の関節などにたまって痛みを生ずる病気が痛風です。また、腎臓の働きが悪くなると、血液の中の尿酸値が上昇します。尿酸値が八・〇mg／dlを超えると、痛風発作が起きやすくなります。

尿素窒素（BUN）とクレアチニンの値は、腎機能の指標です。腎臓の働きが悪くなると、尿素窒素とクレアチニンの値が上昇します。

腎臓関係の血液検査

| 検査項目 | 単　位 | 基準値 |
|---|---|---|
| 尿酸（UA） | mg /dl | 男性：3.7 ~ 7.0<br>女性：2.6 ~ 7.0 |
| 尿素窒素（BUN） | mg / dl | 7.2 ～ 20.0 |
| クレアチニン | mg / dl | 男性：0.5 ~ 1.1<br>女性：0.4 ~ 0.8 |
| eGFR | ml / min / 1.73㎡ | ≧60 |

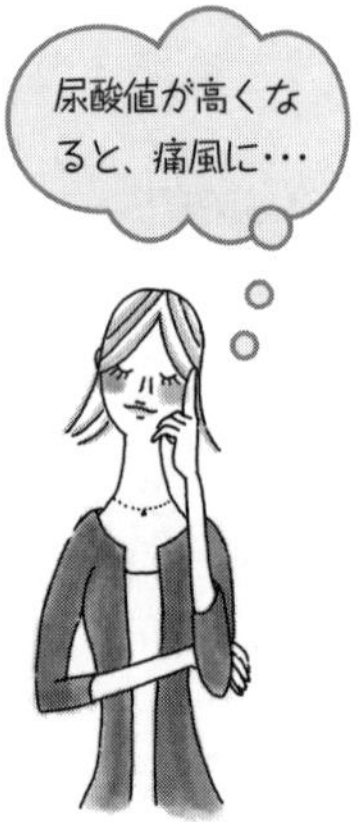

ｅＧＦＲというのは、糸球体ろ過量（ＧＦＲ）をクレアチニン値から予測して出した値です。血液が、腎臓を通って老廃物を排泄する実際の量を反映するのが糸球体ろ過量なのですが、正確な値を出すのは大変なので、クレアチニン値からおよその値を算出するのがｅＧＦＲなのです。ｅＧＦＲが五〇未満になると慢性腎臓病を疑って検査を進めることになります。

## 【脂質代謝に関する検査】

脂質代謝に関する血液検査の基準値を表に示します。

コレステロール値や中性脂肪値が高い状態を、脂質異常症あるいは高脂血症とよびます。コレステロールに関する検査については、総コレステロール、ＨＤＬコレステロール、ＬＤＬコレステロールの三種類があります。

総コレステロールはコレステロール全体であり、ＨＤＬコレステロールとＬＤＬコレステロールは、それぞれがコレステロールのなかの重要な部分を占めています。ＨＤＬコレステロールはいわゆる善玉コレステロールとよばれるもので、動脈硬化を防ぐ働きをします。それに対して、ＬＤＬコレステロールは悪玉コレステロールとよばれるもので、動脈硬化を促進します。

中性脂肪はトリグリセリド（TG）ともよばれるもので、脂質異常症の検査項目としてコレステロールと並んで重要なものです。

食事に含まれる脂肪は、吸収されると血液の中に中性脂肪として出てくるので、中性脂肪の測定にあたっては空腹時に採血することが必要です。中性脂肪も、動脈硬化を促進します。

### 【糖代謝に関する検査】

糖代謝の検査は、糖尿病の有無あるいは糖尿病の前段階になっていないか

脂質代謝の血液検査

| 検査項目 | 単位 | 基準値 |
| --- | --- | --- |
| 総コレステロール | mg / dl | 130 ~ 219 |
| HDL コレステロール | mg / dl | 男性：40 ~ 80<br>女性：40 ~ 90 |
| LDL コレステロール | mg / dl | 70 ~ 139 |
| 中性脂肪（TG） | mg / dl | 30 ~ 149 |

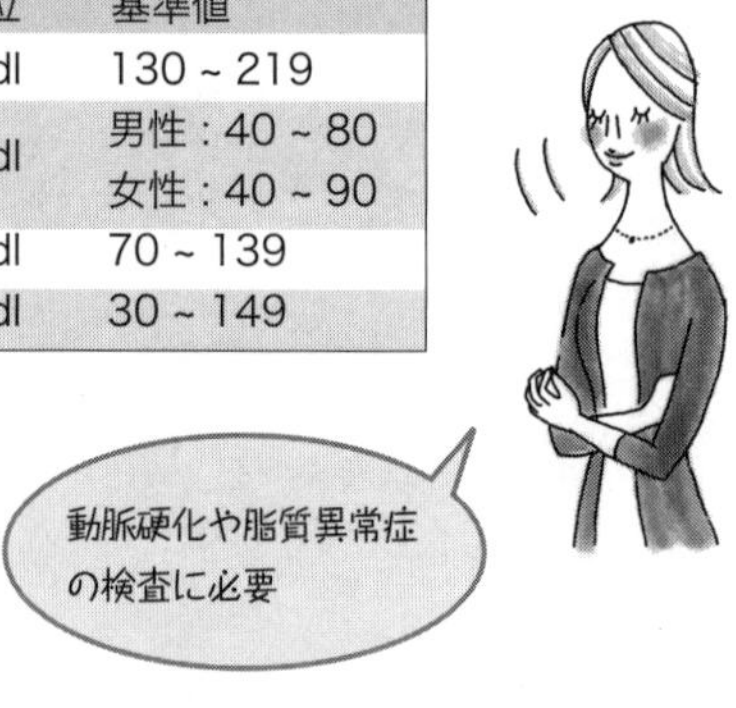

動脈硬化や脂質異常症の検査に必要

などを調べるためのものです。糖代謝に関する検査の基準値を表に示します。

空腹時血糖が一一〇mg／dl未満で、かつHbA1c（ヘモグロビンA1c）が国際標準値で六・二パーセント以下の場合は糖代謝に異常はなく、糖尿病ではないと考えられます。

まだ糖尿病にはなっていないけれども糖尿病になる恐れがある、すなわち糖尿病予備群と考えられる場合は、注意が必要になります。糖尿病予備群と判断される検査所見を表に示します。糖尿病予備群に該当する場合は、適度な運動をしたり、体重を減らしたりす

糖代謝に関する検査

| 検査項目 | 単　位 | 基準値 |
|---|---|---|
| 空腹時血糖（グルコース） | mg / dl | 70 ~ 109 |
| HbA1c（国際標準値） | % | 4.7 ~ 6.2 |
| グルコース負荷（75gOGTT）2時間値 | mg / dl | <140 |

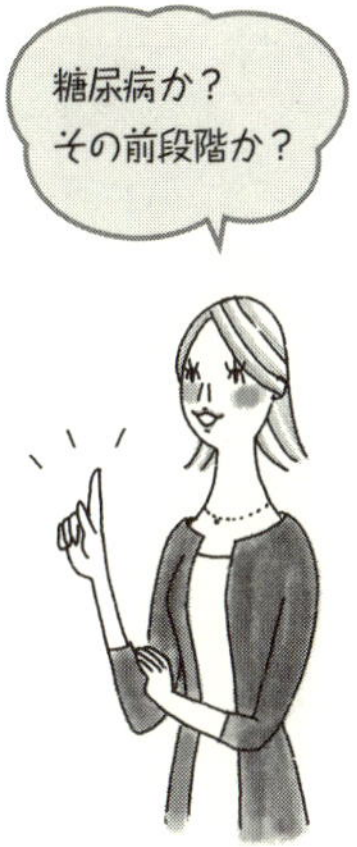
糖尿病か？
その前段階か？

糖尿病の予備群と受診勧告対象

**糖尿病予備群**

空腹時血糖 100 ~ 109 mg / dl
HbA1c（国際標準値）5.6 ~ 6.4 %

**糖尿病の受診勧告対象**

空腹時血糖 ≧ 126 mg / dl
HbA1c（国際標準値）≧ 6.5 %

予備群の場合は要注意！

ることが勧められます。空腹時血糖が一二六㎎／dl以上、ＨｂＡ１ｃが六・五パーセント以上の場合は、詳しい検査が必要になりますので、受診が勧められます。

糖尿病と考えられる場合の基準を表に示します。七五グラムの糖を飲んで、その前後で血糖を調べる検査を七五グラムＯＧＴＴ（糖負荷試験）とよびますが、七五グラムＯＧＴＴの二時間値が二〇〇㎎／dl以上、あるいは食後いつでもよい時間の血糖が二〇〇㎎／dl以上、あるいは空腹時血糖が一二六㎎／dl以上、あるいは同時に調べたＨｂＡ１ｃが六・五パーセント以上なら糖尿病型です。

正常ではなく、糖尿病とも診断されない場合は、境界型と判断します。境界型は正常と糖尿病の中間という状態で、注意深い観察と生活習慣の改善が必要になります。

### ［蛋白質と電解質に関する検査］

血液中の蛋白質や電解質の濃度に関する検査の基準値を表に示します。

糖尿病の診断基準

---

**1．下記のいずれかがあれば、糖尿病型と診断する**

a．空腹時血糖 ≧ 126 mg / dl

b．随時血糖または 75gOGTT 2 時間値 ≧ 200 mg / dl

c．同時に測定した HbA1c（国際標準値）が ≧ 6.5 %

**2．1 か月以内に再検査して再び「糖尿病型」が確認されれば、糖尿病と診断する**

---

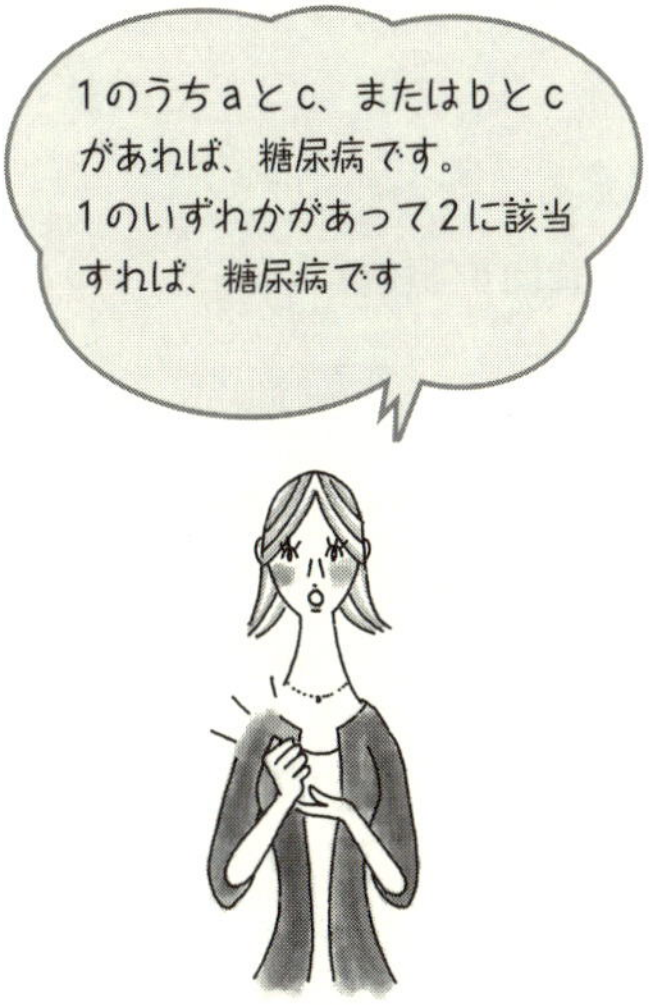
1のうちaとc、またはbとc
があれば、糖尿病です。
1のいずれかがあって2に該当
すれば、糖尿病です

血液の中には多くの蛋白質が含まれていますが、その総量を示すのが総蛋白（total protein：ＴＰ）です。栄養状態が悪くなると総蛋白が低下しますが、栄養状態についての指標としては、アルブミンの方が役に立ちます。総蛋白が基準より上昇している場合は、肝硬変症や多発性骨髄腫などが疑われます。総蛋白に異常がある場合は、蛋白分画というさらに詳しい検査が必要になります。

アルブミンは、血液の中の蛋白質のうちもっとも主要なもので、栄養状態や肝障害の程度を反映します。アルブミンが低い場合は、栄養状態が悪いと

血液中の蛋白質と電解質に関する検査

| 検査項目 | 単　位 | 基準値 |
|---|---|---|
| 総蛋白 | g / dl | 6.4 ~ 8.1 |
| アルブミン | g / dl | 3.9 ~ 4.9 |
| ナトリウム | mEq / l | 136 ~145 |
| カリウム | mEq / l | 3.6 ~ 4.8 |
| クロール | mEq / l | 99　~ 109 |
| カルシウム | mg　/ dl | 8.4 ~ 10.4 |

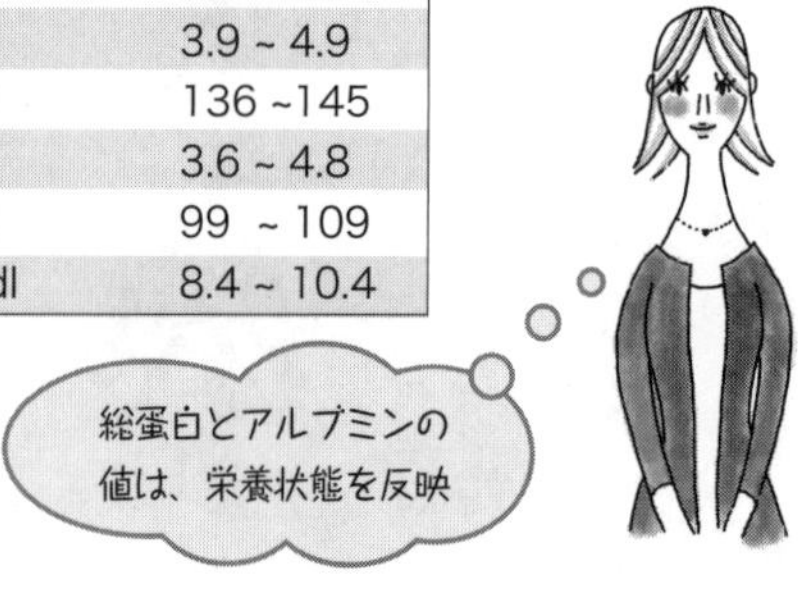

き、重症の肝臓の病気、腸から蛋白質がもれ出てしまう胃腸病、尿に蛋白質がたくさん出てしまうネフローゼ症候群などが考えられます。アルブミンが基準値より少し高い場合は、特に心配はありません。

ナトリウム、カリウム、クロールなどは電解質とよばれるもので、浸透圧の調節や酸塩基平衡といって、体液が酸性になるとかアルカリ性になるとかという事柄に関与しています。ナトリウム、カリウム、クロールなどは、脱水、嘔吐、下痢などによって変動します。また、糖尿病や内分泌の異常でも変動します。

カルシウムは、副甲状腺ホルモンやビタミンDの作用を受けます。副甲状腺の機能が、亢進すると上昇し、低下すると低い値になります。一部の悪性腫瘍で、血液の中のカルシウムが異常に高くなることがあります。

## 【鉄に関する検査】

鉄は、健康を維持するうえでなくてはならない微量元素の代表的なものです。欠乏症と過剰症があります。

鉄に関する検査項目の基準値を表に示します。

　血清鉄（Fe）は血液の中に存在する鉄の量を示します。血液の中の鉄はトランスフェリンという蛋白質に結合して存在しているのですが、鉄に結合可能なトランスフェリンの総量を示すのが総鉄結合能（ＴＩＢＣ）であり、鉄が結合していないトランスフェリンの量を示すのが不飽和鉄結合能（ＵＩＢＣ）で、Fe＋ＵＩＢＣ＝ＴＩＢＣという関係が成立しています。

　フェリチンは貯蔵鉄といって、体内の鉄の蓄えを示します。

　血清鉄は鉄が不足した状態では低下しますので、鉄欠乏性貧血では低下します。また、鉄の過剰状態では、血清

鉄に関する検査

| 検査項目 | 単　位 | 基準値 |
|---|---|---|
| 血清鉄（Fe） | μg / dl | 男性：60 ~ 210<br>女性：50 ~ 170 |
| 不飽和鉄結合能（UIBC） | μg / dl | 男性：120 ~ 330<br>女性：110 ~ 425 |
| 総鉄結合能（TIBC） | μg / dl | 男性：250 ~ 410<br>女性：250 ~ 460 |
| フェリチン | ng / ml | 男性：33.8 ~ 369.1<br>女性：12.0 ~ 129.4 |

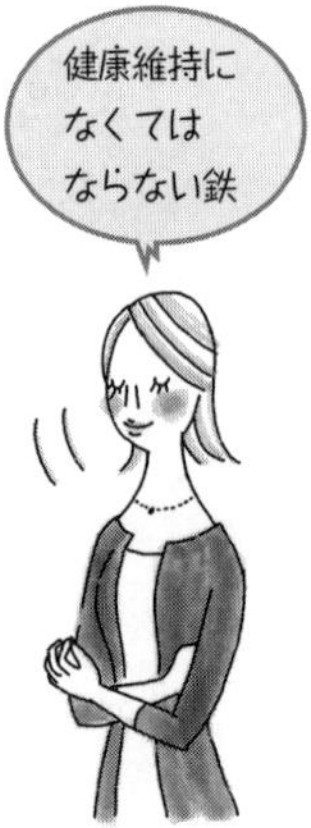

鉄は上昇します。鉄欠乏性貧血ではＴＩＢＣとＵＩＢＣは上昇します。

フェリチンは体の中の鉄の蓄え、すなわち貯蔵鉄の指標です。鉄欠乏性貧血ではフェリチンが低値を示しますが、鉄欠乏性貧血の前段階である潜在性鉄欠乏状態でも、フェリチンが低下します。フェリチンは、鉄過剰症では増加します。そのほかに、フェリチンは悪性腫瘍があると上昇することがあり、腫瘍マーカーとしての役割もあります。

## 【甲状腺に関する検査】

甲状腺の機能に関する検査の基準値を表に示します。

甲状腺刺激ホルモン（ＴＳＨ）は下垂体前葉から分泌され、甲状腺に作用して甲状腺ホルモンの合成と分泌を促進させる働きをもっています。ＴＳＨは甲状腺の機能が低下すると上昇し、甲状腺の機能が亢進すると低下します。

サイロキシン（$T_4$）は、甲状腺で合成され血液の中に分泌されるホルモンで、蛋白質と結合していますが、必要に応じて遊離型になります。

甲状腺ホルモンの活性の指標としては、遊離サイロキシン（$FT_4$）が有用です。$T_4$は、組織でトリヨードサイロニン（$T_3$）に変化して活性を発揮するので、血中の遊離サイロキシン（$FT_4$）と遊離トリヨードサイロニン（$FT_3$）は甲状腺ホルモンの指標として測定されます。

甲状腺機能亢進症（バセドウ病）では、$FT_4$と$FT_3$が上昇し、TSHが低下します。甲状腺機能低下症では、$FT_4$と$FT_3$が低下し、TSHが上昇します。

## [免疫血清検査およびそのほかの検査]

免疫血清検査等の基準値を表に示します。

甲状腺に関する検査

| 検査項目 | 単 位 | 基準値 |
|---|---|---|
| 甲状腺刺激ホルモン（TSH） | μIU/ ml | 0.610 ~ 4.684 |
| 遊離サイロキシン（$FT_4$） | ng / dl | 0.75 ~ 1.43 |
| 遊離トリヨードサイロニン（$FT_3$） | pg / ml | 2.55 ~ 3.45 |

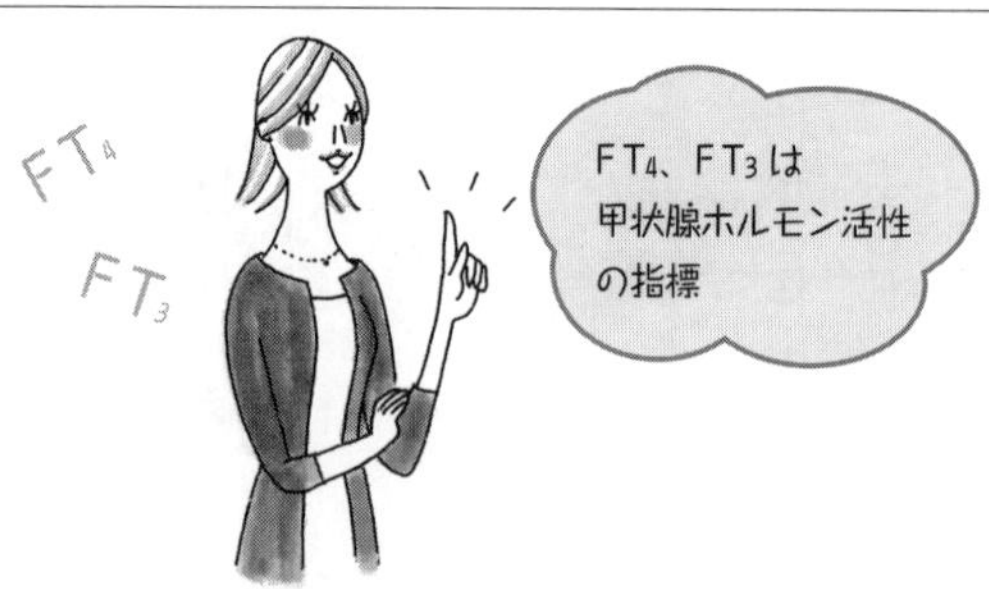
FT4
FT3
FT4、FT3は
甲状腺ホルモン活性
の指標

ＣＲＰはＣ反応性蛋白とよばれるもので、体の中に何か炎症があると基準値を超えて陽性になります。炎症というのは、熱をもつ、腫れる、膿むというような異常を指しています。たとえば、風邪をひくとのどや鼻や気管支などに炎症が起きます。虫垂炎では虫垂に炎症が起き、肺炎では肺に炎症が起きているのです。体のどこかに炎症が起きていると、ＣＲＰが上昇します。ＣＲＰが高い値を示すのは、感染症、膠原病、心筋梗塞など多くの場合がありますが、もっとも多いのは感染症の場合です。動脈硬化が血管の炎症であるということから、高感度ＣＲＰが動

免疫血清検査およびそのほかの検査

| 検査項目 | 単　位 | 基準値 |
|---|---|---|
| CRP | mg / dl | ≦0.3 |
| RPR | | (−) |
| TPLA | | (−) |
| ピロリ菌抗体 | | (−) |

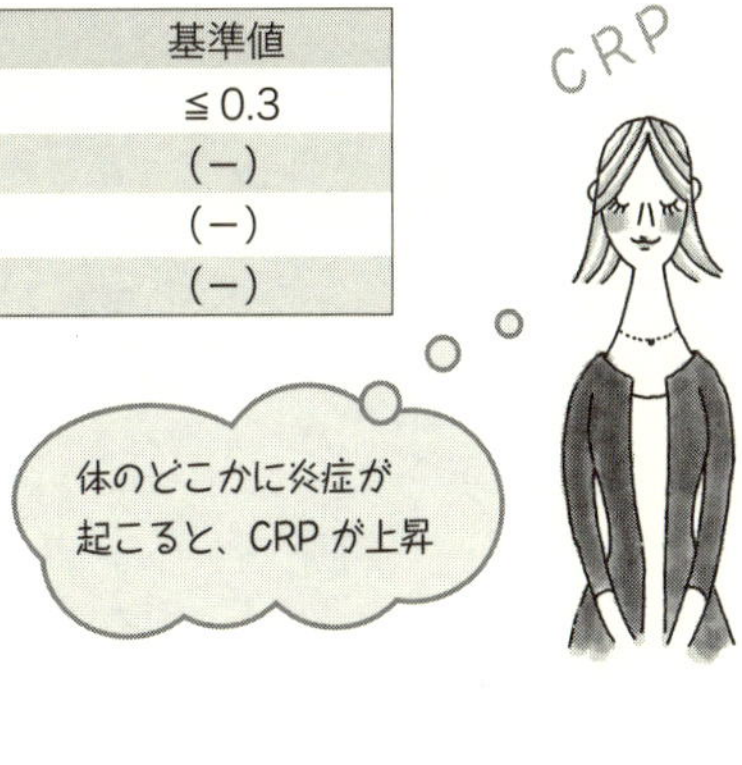
CRP
?
体のどこかに炎症が
起こると、CRP が上昇

脈硬化の予測因子として注目されています。

ＲＰＲは梅毒血清反応の一つで、ＴＰＬＡと組み合わせて検査されます。ＴＰＬＡは、梅毒病原体に対する抗体を検出する方法です。ＲＰＲとＴＰＬＡが両方とも陰性なら、梅毒にかかってはいないことを示します。ＲＰＲが陽性でＴＰＬＡが陰性の場合は、偽陽性と判断し、膠原病などがないか検査します。ＲＰＲとＴＰＬＡが両方とも陽性の場合は、梅毒にかかっていることを示します。ＲＰＲが陰性でＴＰＬＡが陽性の場合は、治療後の梅毒であることを示します。しかし、梅毒感染直後や感染後長期間経過した場合などでは、別の反応になることもあります。

ピロリ菌はヘリコバクターピロリという細菌で、いつの間にか胃の粘膜に住みつくという特徴があります。ピロリ菌抗体は血液検査によって調べますが、ピロリ菌に感染していると陽性に出ます。ピロリ菌の除菌に成功すると、ピロリ菌抗体はだんだん低下していきます。

## [腫瘍マーカーの検査]

腫瘍マーカーには多くの種類がありますが、代表的なものを表に示します。

ＡＦＰ（アルファ・フェトプロテイン）は、肝がんや肝炎で高い値になります。

ＣＥＡ（がん胎児性抗原）は、大腸がんなど消化器系のがんで上昇することが多いのですが、正常な人や、あるいは良性疾患でも上昇することがあります。

ＣＡ19‐9は、膵がん、胆道系がん、胃がん、大腸がんなどで上昇しますが、特に膵がんで上昇することが多いという特徴があります。

ＣＡ125は、卵巣がんで上昇しますが、

腫瘍マーカーの検査

| 検査項目 | 単　位 | 参考基準範囲 |
|---|---|---|
| AFP | ng / ml | ≦10.0 |
| CEA | ng / ml | ≦5.0 |
| CA19-9 | U / ml | ≦37.0 |
| CA125 | U / ml | ≦35.0 |
| PSA | ng / ml | ≦4.0 |

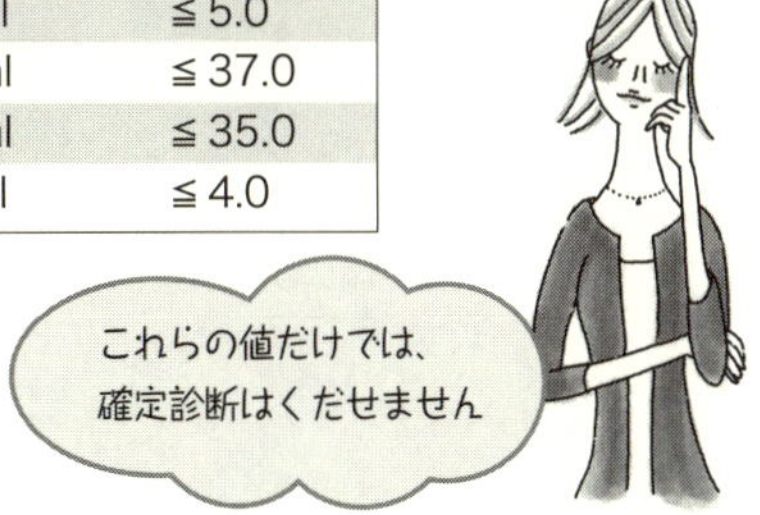
これらの値だけでは、
確定診断はくだせません

子宮内膜症などでも上昇することがあります。

ＰＳＡ（前立腺特異抗原）は、前立腺がんや前立腺肥大症、前立腺炎などで上昇します。

腫瘍マーカーの検査は、それだけで確定的な診断はつけられないことが多いので、ほかの検査と組み合わせて実施されることが多いのです。

## 身体計測からわかること

身長、体重、体脂肪率、腹囲などを測定し、肥満しているかどうか、内臓脂肪の多さなどを判定します。

【ＢＭＩ】

ＢＭＩは、肥満しているか、やせているかを判定する指標です。ＢＭＩは、体重（キログラム）を身長（メートル）で二回割った値です。

ＢＭＩが二五以上の場合を肥満とよび、ＢＭＩが一八・五未満の場合をやせ（低体重）とよびます。肥満は、その程度によって一～四度に分けられています。

### BMIと標準体重の計算式

● BMIの計算式

$$\mathbf{BMI} = \frac{\text{体重 (kg)}}{\text{身長 (m)}^2}$$

● 標準体重の計算式

**標準体重**（kg）＝22×身長（m）$^2$

### 肥満の程度とBMI

| BMI値 | 日本肥満学会の基準 |
|---|---|
| BMI < 18.5 | 低体重（やせ） |
| 18.5 ≦ BMI < 25.0 | 普通体重 |
| 25.0 ≦ BMI < 30.0 | 肥満（1度） |
| 30.0 ≦ BMI < 35.0 | 肥満（2度） |
| 35.0 ≦ BMI < 40.0 | 肥満（3度） |
| 40.0 ≦ BMI | 肥満（4度） |

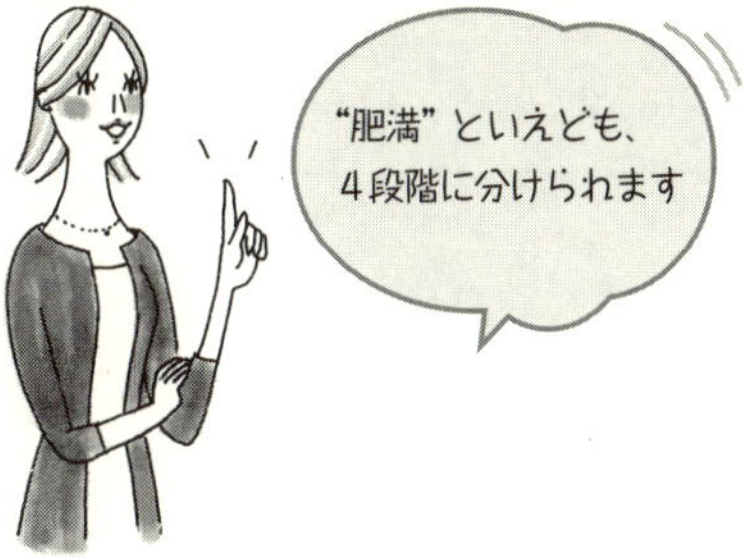

【標準体重】

ＢＭＩが二二の場合を、肥満でもなく、やせでもない、ちょうど中間（標準）としています。したがって、二二に身長（メートル）を2回かけると標準体重が出ます。

【標準体重比】

標準体重に対する現体重の比率です。標準体重比はおよその目安ですが、八五〜一一〇パーセントを基準範囲内としています。

【体脂肪率】

体重に占める脂肪の割合を示しま

体脂肪率の基準範囲

| 性別 | 適正範囲 | | 脂肪過多 |
|---|---|---|---|
| | 30 歳未満 | 30 歳以上 | |
| 男性 | 14 ~ 20 % | 17 ~ 23 % | 25 %以上 |
| 女性 | 17 ~ 24 % | 20 ~ 27 % | 30 %以上 |

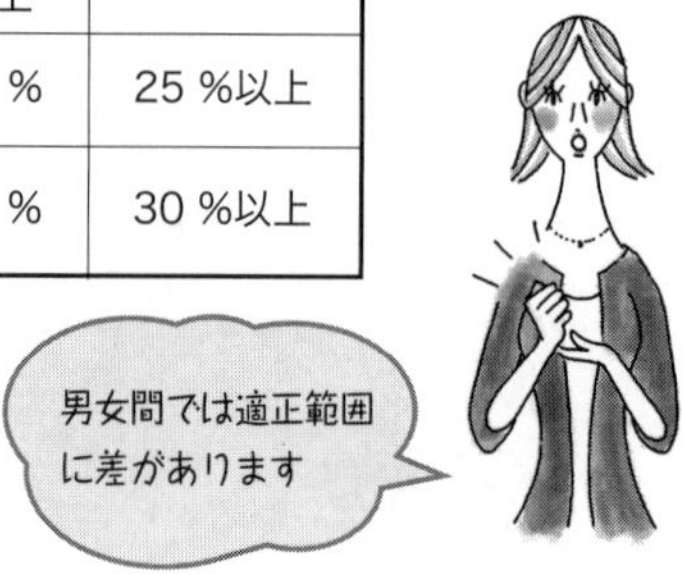

す。精密な測定ではありませんので、誤差が出ることがあります。およその基準を表に示します。

【腹囲】

へその周囲を測定します。日本では、男性で八五センチメートル以上、女性で九〇センチメートル以上の場合は、メタボリックシンドロームの可能性があるとされています。メタボリックシンドロームの診断基準を図に示します。

【内臓脂肪面積】

腹部CTで測定します。へその高さ

メタボリックシンドロームの診断基準

| | | | |
|---|---|---|---|
| へそ周囲の腹囲<br>男性≧ 85 cm<br>女性≧ 90 cm | ＋ 右の2項目以上 | 高血圧 | 収縮期血圧≧ 130 ㎜ Hg または<br>拡張期血圧≧ 85 ㎜ Hg |
| | | 空腹時血糖 | ≧ 110 mg / dl |
| | | 脂質異常 | 中性脂肪≧ 150 mg / dl または<br>HDLコレステロール＜ 40 mg / dl |

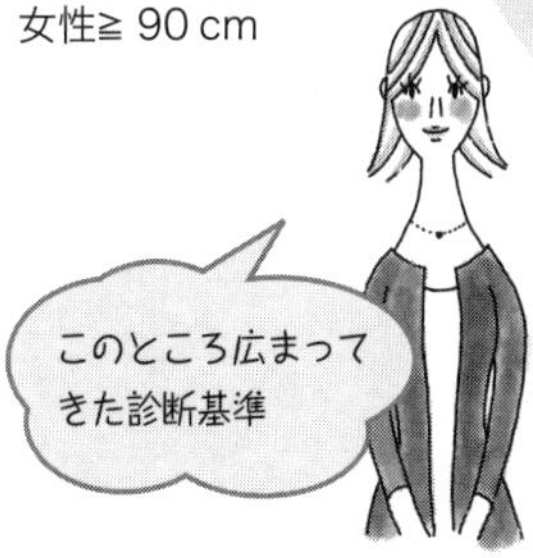

で輪切りにしたＣＴ検査で、測定した内臓脂肪の面積が一〇〇㎠以上の場合は内臓脂肪が多いと判断し、ＢＭＩや体脂肪率や腹囲にかかわりなく、内臓脂肪型肥満とよびます。

## 身体計測の結果はどのように判断するのでしょうか？

身長、体重など基本的な項目を測定することによって、多くの情報が得られます。

人間には、生来小太りの人もいればやせ型の人もいますので、健康上のことを考えて全員が同じ体型にならなければならないわけではありません。しかし、現在の多くの人の生活習慣から判断すると、肥満が健康上よくない方向に働くことが多いのです。

肥満一度（ＢＭＩが二五以上三〇未満）は小太りと表現されると思いますが、アメリカでは、この状態を正常と肥満の中間と考えて前肥満とよんでいます。

なお、アメリカでは日本の肥満二度以上（ＢＭＩが三〇以上）を肥満とよんでいます。したがって、ＢＭＩが二五以上三〇未満の人は、少し肥満しているのでもう少しやせた方がよいでしょう。ＢＭＩが三〇以上の人は、太った人が多いアメリカでも肥満とみなされますので、努力して体重を減らすことが勧められます。

標準体重は、ＢＭＩ二二を基準としています。標準体重から算出する標準体重比では、八五～一一〇パーセントを基準範囲内としていますが、ＢＭＩで一八・五以上二五未満とほとんど同じ内容になります。

体脂肪率は、年齢とともに少しずつ上昇する傾向があります。一般に、男性より女性の方が体脂肪率が高い傾向があります。男性で二五パーセント以上、女性で三〇パーセント以上だったら、体脂肪が多いと考えてよいでしょう。

腹囲は、メタボリックシンドロームという言葉が有名になったので注目されるようになりました。腹囲は、いわゆるウエストを測るのではなく、へその周囲の胴回りを測ります。なぜ腹囲を測定するかというと、内臓脂肪の蓄積状態を推測するためなのです。

体の中の脂肪の量は、体脂肪率からおよその多い少ないがわかりますが、脂肪の多さで問題になるのは内臓脂肪なのです。内臓脂肪以外の脂肪はほとんどが皮下脂肪で、皮下脂肪はあまり問題がないとされています。なぜ内臓脂肪が多いと問題かというと、内臓脂肪は動脈硬化を促進するアディポカインという活性物質を分泌するのです。内臓脂肪が多いと、動脈硬化が進んで高血圧などの生活習慣病を引き起こしやすくなり、心筋梗塞や脳梗塞などの危険性が増すことにつながるのです。

腹囲について、男性で八五センチメートル、女性で九〇センチメートル以上を要注意としているのは、この数値が日本人の内臓脂肪の面積一〇〇㎠に相当すると判断されるからです。腹囲と内臓脂肪の量はほぼ相関すると考えられていますが、適正と判断される腹囲については、今後データが修正されるかもしれません。

内臓脂肪の量について、体全体での量を正確に測定することは難しいので、これへその高さで胴体を輪切りにした際の内臓脂肪面積が測定されています。これはCT検査で出すのですが、内臓脂肪面積が一〇〇㎠以上だったら内臓脂肪が多いと判断します。内臓脂肪面積が測定されない検診の場合は、腹囲で代用することになります。

## 血圧の測定――高血圧になると?

血圧は、収縮期血圧いわゆる上の血圧と、拡張期血圧いわゆる下の血圧で表現されます。

血圧が高いことを高血圧といいますが、さまざまな程度がありますので、血圧の分類を表に示します。少し複雑な分類ですので、もう少し単純にしたものも示します。

血圧が高くなると動脈硬化が進み、脳卒中、心筋梗塞、腎臓病などになりやすくなります。血圧は変動の大きい検査項目ですので、落ち着いた状態で測定します。病院で測ると高く出ることがあり、白衣高血圧と呼ばれます。したがって、家庭で血圧を測ることも重要になります。一般に高血圧の人は、起床時の血圧が高い傾向がありますから、家庭で血圧を測る場合は、毎朝起床時に測ることが勧められます。

血圧は、心臓が血液を送り出す圧力に由来するものです。血液は心臓の拍動によって送り出されて全身を回るのですから、ある程度の圧力が必要なことはいうまでもありません。

血圧とは動脈内圧を意味しています。心臓が収縮したときの血圧を収縮期圧とよび、心臓が拡張したときの血圧を拡張期圧とよびます。

人が生命を保つうえで血圧がある程度なければならないのは当然なのですが、血圧が高すぎると種々の弊害が生じます。たとえば、脳出血の危険性が高くなります。そのほかに動脈硬化を促進します。動脈硬化が進むと、心筋梗塞や脳梗塞が起こりやすくなります。メタボリックシンドロームは、腹囲の増加に加えて、高血圧、高血糖、脂質異常のうちの二項目があることが条件になっています。

血圧が一四〇／九〇以上、つまり収縮期圧一四〇㎜Hg以上、拡張期圧九〇㎜Hg以上を高血圧とよびます。また、一三〇／八五未満を正常血圧とよんでいます。高血圧と正常血圧の間を正常高値血圧とよびますが、この範囲内の血圧は、高

## 成人の血圧の分類

| 分　類 | 収縮期血圧 | | 拡張期血圧 |
|---|---|---|---|
| 至適血圧 | ＜120 | かつ | ＜80 |
| 正常血圧 | ＜130 | かつ | ＜85 |
| 正常高値血圧 | 130～139 | または | 85～89 |
| Ⅰ度高血圧 | 140～159 | または | 90～99 |
| Ⅱ度高血圧 | 160～179 | または | 100～109 |
| Ⅲ度高血圧 | ≧180 | または | ≧110 |
| （孤立性）収縮期高血圧 | ≧140 | かつ | ＜90 |

（単位：mmHg）

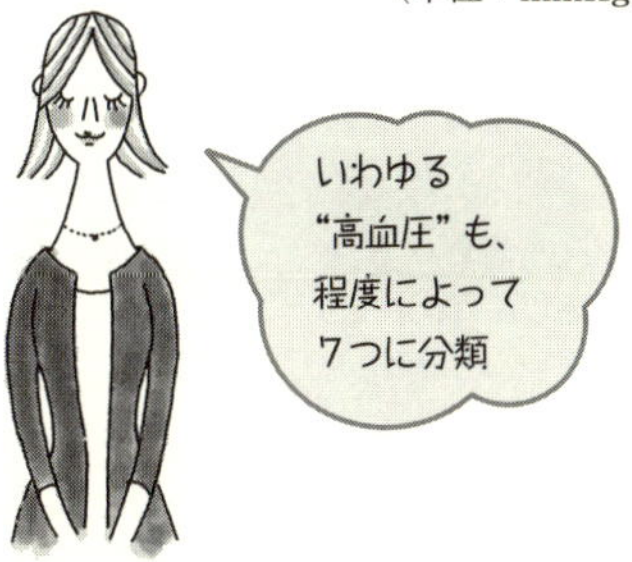
いわゆる
“高血圧”も、
程度によって
7つに分類

## 高血圧の基準

| 高血圧 | 正常高値血圧（高血圧と正常血圧の間） | 正常血圧 |
|---|---|---|
| 140／90　以上 | 130～139／85～89 | 130／85　未満 |

（単位：mmHg）

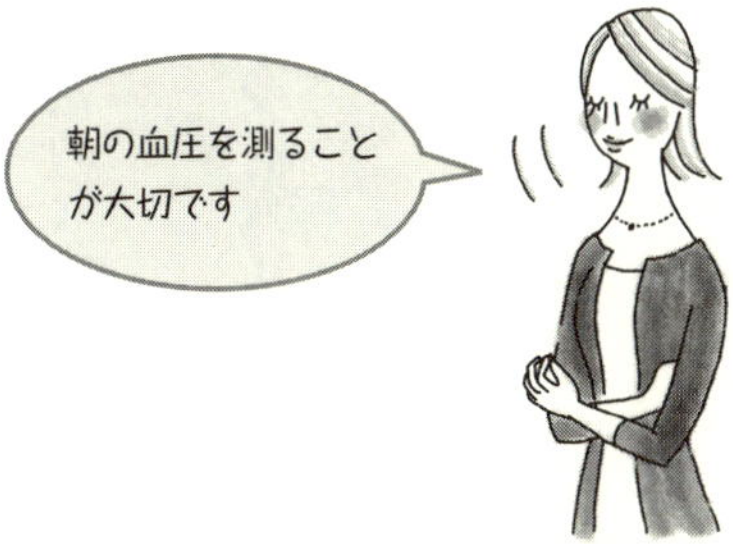
朝の血圧を測ること
が大切です

血圧予備群として注意が必要です。

なぜ高血圧になるのかは不明な点もありますが、塩分の摂取が多いと血圧が高くなることが知られています。肥満も血圧を上げるようです。遺伝的な背景も影響があり、両親が高血圧だと血圧が高くなりがちです。

高血圧の人は早朝起床時に血圧が高くなることが多く、これを早朝高血圧とよびます。早朝高血圧に伴って心臓突然死が発生しやすいのです。

ふだんの血圧を知るために、家庭で血圧を測ることが勧められていますが、ぜひ起床時の血圧を測定してください。家庭で測った場合は、病院で測るときより低いことが多いので、家庭血圧は一三五／八五以上が高血圧です。血圧を適切にコントロールすることは、健康管理上の重要なポイントの一つです。

# 第12章
# 白血病治療の歴史

## 白血病はいつごろから知られていたのでしょうか?

白血病は、血液が白っぽい色を呈していることから名づけられた病名です。これはドイツの病理学者ウィルヒョウ(Rudolf Ludwig Karl Virchow:一八二一～一九〇二)が一八四〇年代にロイケミー(Leukämie)という言葉を作ったことを嚆矢とします。

白血球が血液中に異常に増加して白色を呈する病気ということから命名された疾患名なのですが、白血球の悪性腫瘍という現在のとらえ方から見ても適切な命名であったと思われます。わが国においても、二〇世紀の初頭から白血病と診断される症例が出始めましたが、その当時は治療法などまったく存在せず、白血病はまさに不治の病でした。

白血病というと悲劇的な病気の代表のように思われていましたが、最近では骨髄移植を受けて社会復帰した人の噂を聞いたりして、それほど珍しい病気ではなくなってきたという印象が一般の人にもあるようです。

その一方で、白血病は今でも恐ろしい病気の代表選手のようにも思われています。白血病は、治療が近年著しく進歩した病気です。白血病の治療の歴史を語る前に、まず白血病の歴史について触れてみましょう。

白血病についての最初の記載は、比較的新しく一九世紀半ばのことです。これは糖尿病が紀元前から記載されていたことなどに比べると、比較にならないほど新しいといえます。白血病と思われる病態についての最初の記載は、一八四五年にイギリスのベネット（John Huges Bennett：一八一二〜一八七五）とドイツのウィルヒョウによって別個に行われました。

イギリスのベネットはロンドンで生まれました。エディンバラなどで医学を学んで、フランス、ドイツにも遊学した後にエディンバラで組織学や病理学の分野で教鞭をとり、顕微鏡を常に用いることを主張していたとのことです。ベネットの論文は二例の症例報告なのですが、その症例が「血液の化膿により死亡した肝脾腫の症例」というものです。

同じ一八四五年に、ドイツのウィルヒョウは、「白い血液」という概念を呈示しました。ウィルヒョウはポメラニアで生まれ、主にベルリンで医学を学び、ヴュルツブルクやベルリンで教鞭をとった大病理学者で、医学領域のみならず社会的にも活躍した偉人です。

ベネットもウィルヒョウも同じような病態を見ていたものと思われますが、ベネットは血液が白色を呈しているのは膿血症（pyemia）によると考えたのです。

一方、ウィルヒョウは「白い血液」という概念のなかで、この病態は血液の中で白血球が増加しているのだと主張しました。そして、膿血症や単なる白血球血症（Leukozytämie）と区別して、後にロイケミー（Leukämie）と名づけたのです。したがって、ドイツ語のLeukämie、英語のleukemia、すなわち白血病という疾患概念は、ウィルヒョウによって確立されたということができます。

わが国での近代医学発祥の一つの道標となるものは、一八五八（安政五）年に神田お玉が池に種痘所が設置されたことです。種痘所は西洋医学所を経て東京医学校へと発展し、東京医学校が開成学校といっしょになって、一八七七（明治一〇）年に東京大学となりました。ウィルヒョウの白血病の提唱は、それよりも早い一八四五（弘化二）年のことです。

東京大学第三内科は一八九三（明治二六）年に青山胤通教授が開設した教

室ですが、第六代の小坂樹徳教授が定年退官のときに、教室開設時から一九八二年三月末までの八九年間の全入院症例の疾患内訳を調査したことがありました。八九年間の全入院症例数は三九六七九例であり、そのうち血液疾患は二二九六例で全体の約五・八パーセントを占めるにすぎませんでした。これは、現在の入院患者さんに占める血液疾患患者さんの多さを考えると、隔世の感があります。年次別の入院症例数に占める血液疾患症例数をグラフに示します。

　白血病という病名が東大第三内科において最初に登場したのは、一九〇一

年次別入院症例数（東大第三内科）

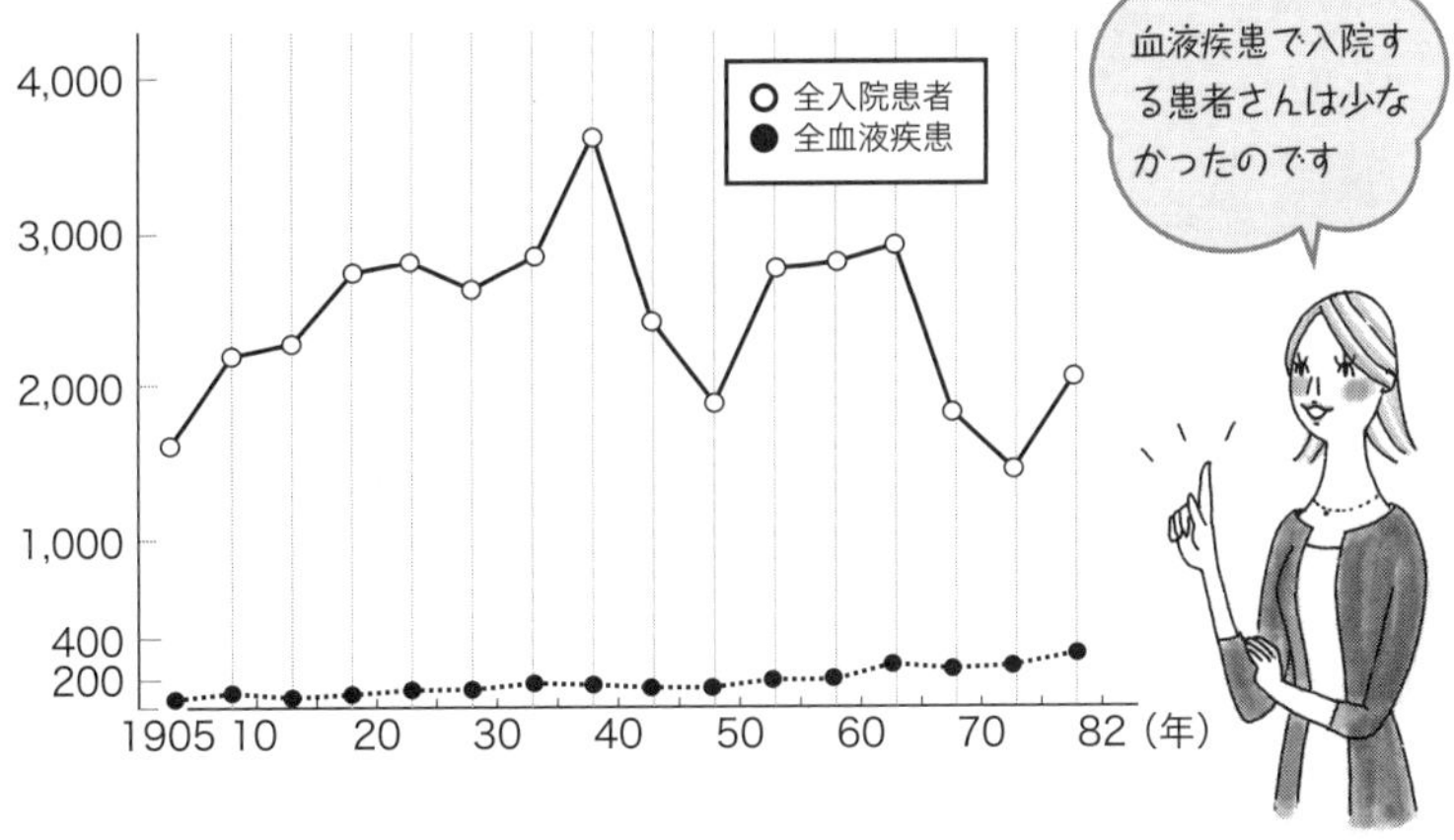

（明治三四）年であり、ウィルヒョウの記載から約半世紀後です。また、一八九三年から一九一七（大正六）年までの青山内科時代には、ほとんどの症例は単にLeukämie（白血病）という診断名で急性と慢性の区別はなされていませんでしたが、一九一八（大正七）年から一九三四（昭和九）年に至る稲田内科時代になると、急性あるいは慢性の区別が診断名のうえではっきりしてきます。青山内科以来の白血病の各病型の入院症例数の一覧を表に示します。

　東大青山内科での白血病の第一例は一九〇一年ですが、おそらく日本で白

白血病入院症例数（東大第三内科）

| | AML | ALL | AL | AMoL | EL | CML | CLL | その他 | 計 |
|---|---|---|---|---|---|---|---|---|---|
| 青山内科（1893～1917） | | | | | | 1 | | 41 | 42 |
| 稲田内科（1918～1934） | 12 | 8 | | | 2 | 42 | | 4 | 68 |
| 坂口内科（1934～1946） | 19 | | 3 | | | 22 | | 19 | 63 |
| 冲中内科（1947～1963） | 73 | | 18 | | | 51 | 4 | 18 | 164 |
| 中尾内科（1963～1972） | 78 | 2 | 10 | 2 | 13 | 40 | 1 | 2 | 148 |
| 第三内科（1972～1981） | 93 | 47 | 10 | 3 | 10 | 26 | 3 | 25 | 217 |

AML：急性骨髄性白血病、ALL：急性リンパ性白血病、AL：急性白血病、AMoL：急性単球性白血病、EL：赤白血病、CML：慢性骨髄性白血病、CLL：慢性リンパ性白血病

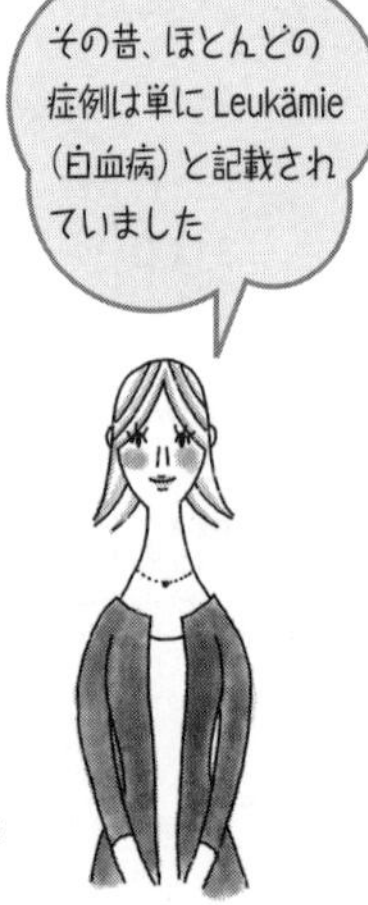
その昔、ほとんどの症例は単にLeukämie（白血病）と記載されていました

血病と診断されたもっとも古い症例に属するでしょう。その後、青山内科で白血病に関して骨髄性あるいはリンパ性という区別が出始めたのは一九一二（大正元）年であり、慢性骨髄性白血病（CML）という病名は一九一四（大正三）年に初めて使われています。また、急性骨髄性白血病（AML）、急性リンパ性白血病（ALL）という診断名は、ともに一九一〇年代の後半から登場しています。

　青山内科時代に単にLeukämieと診断されている症例の入院病歴の表紙を示しますが、表紙には不治退院と記されており、何の治療法もなかったこと

病歴の表紙（明治43年）

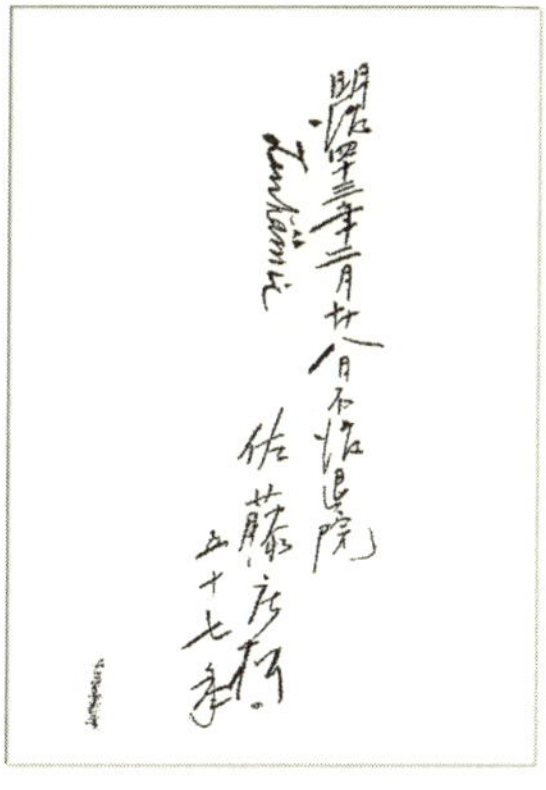

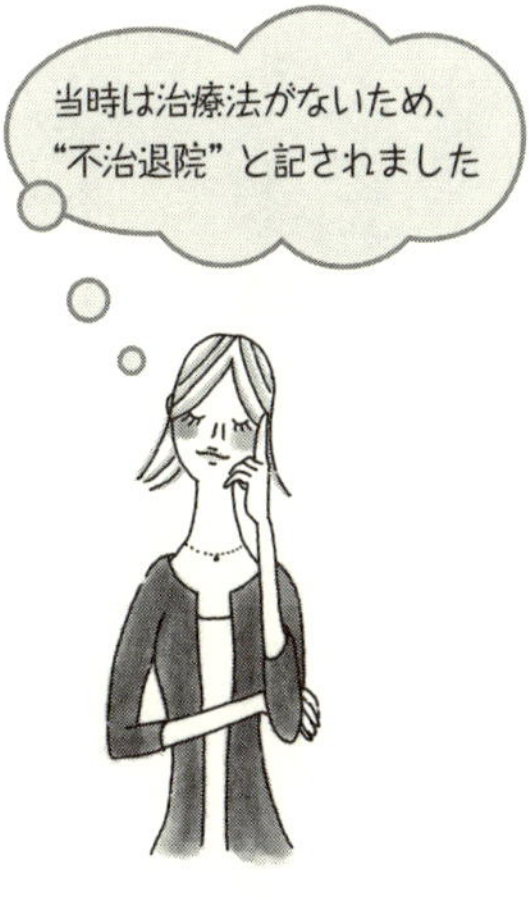
当時は治療法がないため、
“不治退院”と記されました

が偲ばれます。この症例は、白血球像と脾腫の記載から慢性骨髄性白血病であったと推定されます。このようにして調べると、青山内科時代の白血病のうち、およそ四分の三が慢性骨髄性白血病であったようです。

一八四五年のベネットの症例は脾腫があり、ベネットが膿血症と考えた白っぽい血液を示していましたし、同年のウィルヒョウの記載した症例にも巨大な脾腫があり、血液は赤血球よりも白血球の方が多い状態でした。このことから、これらの症例はおそらくは慢性骨髄性白血病であったのではないかと思われます。青山内科の白血病症例の四分の三が慢性骨髄性白血病と推定されることとも符合します。

治療方法がなかった時代の急性白血病症例は、転帰があまりにも急速であって、詳細な経過を記載する前に原因不明の死亡となることが多かったのでしょう。治癒する症例が珍しくなくなった現在の白血病治療について俯瞰する前に、あえて疾患が気づかれたころの歴史をたどってみました。白血病治療の歴史は臨床医学の進歩を如実に示すものですが、初期の、治療方法がなかった時代は、それほど遠い昔ではないのです。

## 白血病の化学療法のはじまり

白血病の治療はヒ素で始まります。効果がないものを毒にも薬にもならないといいますが、ヒ素はまさに毒でもあり薬でもありました。その後、二〇世紀の二回の世界大戦中に化学療法の草分けとなるナイトロジェンマスタードが生まれ、それが多くの化学療法薬が開発される端緒となりました。さらに、ステロイドホルモンの造血に及ぼす影響が知られるに及んで、ステロイド薬が白血病治療に加わることになります。白血病の化学療法はがん化学療法の曙光となったのです。

今日、がん化学療法は各種の領域において積極的に行われていますが、白血病を中心とする血液の悪性腫瘍に対するものは、有効性が高く進歩も著しいということができます。

血液学の代表的な教科書であるウィントローブの「臨床血液学」（Clinical Hematology）の第一一版（二〇〇四年）では、急性骨髄性白血病の治療戦略の概要を示す図の中で治癒（cure）という言葉を用いています。しかしながら、約半世紀以前の同書の第四版（一九五六年）では、白血病治療の項の最初の文章が、「白血病ではまだ治癒はない」というものでした。しかし、その後、少しずつですが白血病の治癒例の報告が散見されるようになりました。

以下に、白血病の化学療法の草創期について語るうえで、治療薬として何が用いられたかに触れてみたいと思います。白血病治療薬としてもっとも早く登場したものは、ヒ素です。次いで、ナイトロジェンマスタードが登場します。ヒ素はもっとも古くから白血病治療薬として用いられていたもので、その後、ほとんど忘れられていましたが、近年改めて脚光を浴びることになるものです。

## 白血病治療に長く広く用いられてきた薬剤たち

［ヒ素］

ヒ素は毒薬として有名であり、古代ギリシア時代から暗殺や自殺に用いられていました。また治療薬としても、ヒポクラテスは皮膚疾患に用いたとのことです。わが国では、鼠とりすなわち殺鼠剤として、〝石見銀山鼠とり〟あるいは〝猫いらず〟とよばれ、江戸時代以降広く用いられていました。なお、〝猫いらず〟にはヒ素以外に黄リンを用いたものもあります。最近では、和歌山での毒入りカレー事件で、カレーにヒ素が混入していたことが耳目を引きました。

白血病にヒ素を用いたという記録では、亜ヒ酸カリウムを一九世紀後半に用いたのが最初であり、かつ、悪性腫瘍の化学療法としても最初のものであるようです。亜ヒ酸カリウム水溶液はファーラー液（Fowler's solution）と

日本薬局方とファーラー液の解説（東京薬科大学情報センター所蔵）

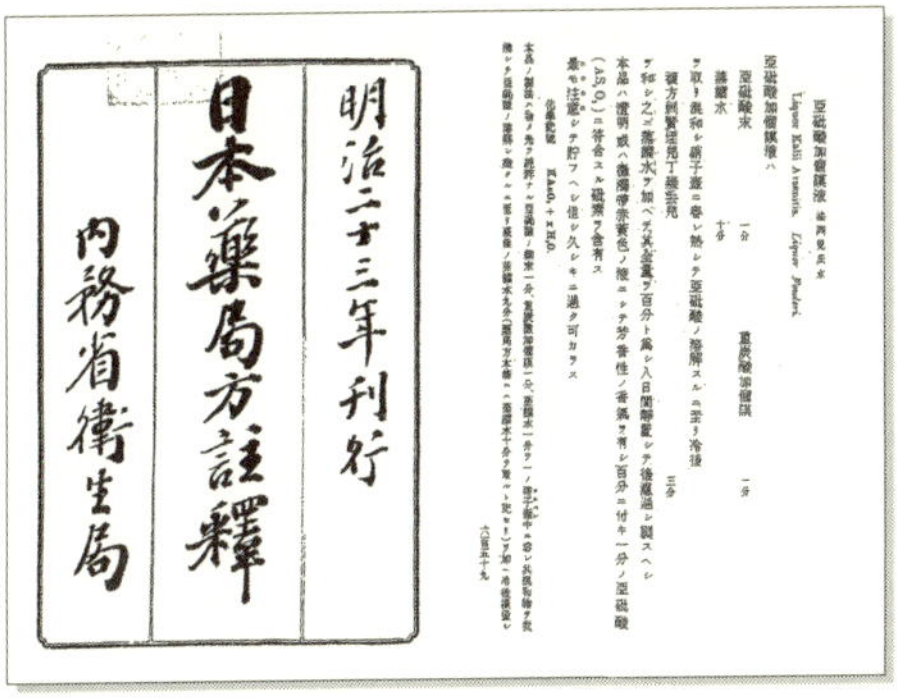
明治二十三年刊行
日本薬局方註釋
内務省衛生局

亜砒酸加僧謨液
Liquor Kalii Arsenitis. Liquor Fowleri.
亜砒酸加僧謨液ハ
亜砒酸末　一分　重炭酸加僧謨　一分
蒸餾水　十分

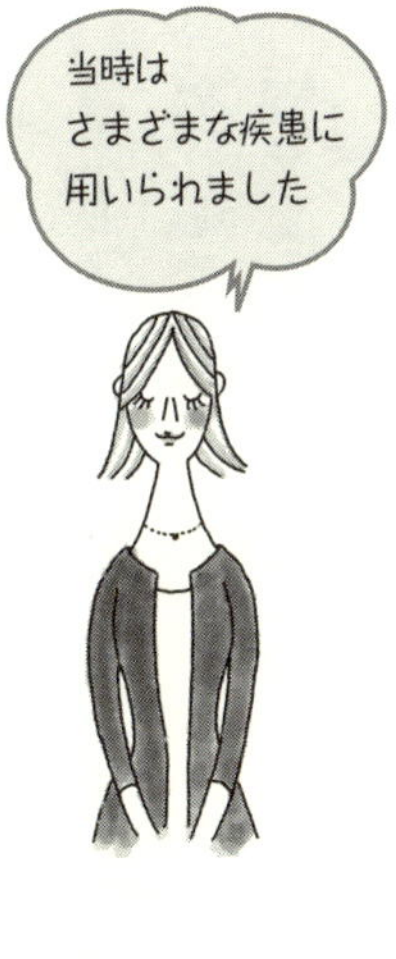

して有名ですが、英国人の医師ファーラー（Thomas Fowler：一七三六～一八〇一）に由来しています。ファーラー液は亜ヒ酸を約一パーセント含んでおり、さまざまな疾患に経験的に用いられたそうです。わが国でも、一八九〇年（明治二三年）発行の日本薬局方から第六改正日本薬局方まで、ファーラー液（ホーレル氏水）が収載されています。

ファーラー液は、貧血、白血病、マラリア、リウマチ、慢性皮膚病に効能があるとされました。ファーラー液は白血病治療では慢性白血病に使用され、一日三回、一回三滴を、苦扁桃水、杏仁水、薄荷水などに加えて飲用しました。症状と白血球数をみながら、一日おきに一回量を一滴ずつ増量し、一回量が一五～二〇滴になったら、漸次減量していきます。多くは三～四週間で、白血球の減少、脾腫の縮小を来たします。なお、「副作用として、悪心、嘔吐、食欲不振を訴えるものがある」と小宮悦造教授の『臨床血液学』（第一〇版、一九六二年）に記されています。しかし、患者さんに慢性ヒ素中毒が発現したことなどから、ファーラー液の使用は徐々に減少し、第七改正日本薬局方からは収載されていません。

ヒ素の注射剤でソラルソン（Solarson）というものもあり、やはり慢性白血病に対して用いられました。一日一回一mlを皮下注射し、二〜三日おきに続けたそうで、「三〜四週間で白血球の減少をみることがある」と記されています（小宮悦造『臨床血液学』）。

その後、長く使われずにいたヒ素の白血病治療への応用は、一九九〇年代になって中国において、亜ヒ酸を急性前骨髄球性白血病（acute promyelocytic leukemia）に用いる研究で花開くことになります。（二八九ページ参照）

## 【ナイトロジェンマスタード】

ナイトロジェンマスタードは、窒素イペリット、あるいはメクロルエタミンともよばれ、シクロホスファミドなど多くのアルキル化薬が開発される先駆けとなったものです。

第一次世界大戦中に、スルファマスタード（イペリット）が毒ガスとして使用され、第二次世界大戦中にスルファマスタードの構造を変えてナイトロジェンマスタードが開発されました。ナイトロジェンマスタードには造血抑制機能があることが明らかになったので、ナイトロジェンマスタードを血液腫瘍に投与する試みがなされ、その結果が一九四六年に発表されましたが、白血病よりもリンパ腫に有効性が認められました。

その後、さらに有効で副作用の少ない誘導体の開発に力が注がれ、シクロホスファミドをはじめとする多くのアルキル化薬が開発されることになったのです。

## [ブスルファン]

ブスルファンは、ナイトロジェンマスタード類似の化合物を探索するなかで見出されたものです。経口薬で使いやすいこともあり、慢性骨髄性白血病の治療薬として長く用いられました。近年では、ブスルファンの注射薬が開発され、造血幹細胞移植の前処置に用いられています。

## [代謝拮抗薬]

葉酸欠乏症患者では白血球減少を伴うということと、急性白血病患者に葉酸を投与すると悪化傾向が見られるという観察事項から、葉酸代謝の拮抗薬を白血病治療に用いる試みが一九四〇年代後半からなされ、一九五〇年代初頭にはその成果が発表されました。

成人よりも小児に有効例が多く、病型では急性リンパ性白血病に有効例が多く認められました。寛解例も経験され、寛解期間も一か月～三〇か月にも及びました。代表的薬剤はメトトレキサートであり、今日に至るまで広く用いられています。

その他、プリン、ピリミジン、アミノ酸などに対する代謝拮抗薬が数多く抗白血病薬として検討されました。そのなかの代表的薬剤が、プリン代謝の拮抗薬であるメルカプトプリンです。そのほかに多くの代謝拮抗薬が開発され、白血病をはじめとする血液腫瘍の治療に役立っています。

【コルチゾン】

副腎皮質刺激ホルモン（ＡＣＴＨ）を実験動物に注射すると、数時間のうちにリンパ球の絶対数が減少します。しかし、副腎摘除動物ではこの現象が起こらないということや、副腎皮質抽出物を注射すると同様のことが正常動物でも副腎摘除動物でもみられるという一連の事実が、ドガティーとホワイトによって一九四四～一九四七年にかけて多くの論文によって発表されました。さらにヒトでも、大量のＡＣＴＨを筋肉注射すると、末梢血液中の好中球の増加、リンパ球と好酸球の減少が確認されました。このような下垂体前葉ならびに副腎皮質ホルモンの血液に対する影響が明らかになると、これらのホルモンを白血病治療に試みようと考えるのは自然の流れでした。

副腎皮質ホルモンであるコルチゾンを急性白血病患者に投与すると、劇的な改善が見られる例があり、成人よりも小児に効きやすく、骨髄性や単球性よりもリンパ性や未分化型白血病に効きやすいことがわかりました。

急性リンパ性または未分化型白血病では、三五パーセントに完全寛解が認められました。そしてその後、多くのリンパ系腫瘍の治療プロトコルに、ステロイドが加わることにつながりました。

二〇世紀は優れたピアニストを数多く輩出しましたが、ルーマニアはクララ・ハスキルとディヌ・リパッティという二人の不世出の名ピアニストを生みました。しかし、リパッティは白血病によって一九五〇年に三三歳で早世してしまいました。

病篤きリパッティは、コルチゾンの投与を受けて病身を奮い立たせ、渾身の力を込めて最後のリサイタルに臨みました。それが、一九五〇年九月一六日の〝ブザンソン音楽祭における最後のリサイタル〟とよばれるもので、その録音は今もＣＤで聴くことができます。

比類なき名演であり、聴く者を粛然とさせ、深い感動に誘います。リパッティはその二か月半の後、一二月二日にこの世を去るのです。リパッティの正確な病名はよくわからず、白血病よりもむしろ悪性リンパ腫であったのではないかと思われますが、あの時代にコルチゾンがあったことが、せめてもの救いであったと思います。

## 多剤併用療法で治療成績が大きく向上

複数の抗腫瘍薬を組み合わせて投与する多剤併用療法が一九七〇年代から積極的に行われるようになり、急性白血病の治療成績は大きく向上しました。

多剤併用療法は、作用機序の異なる薬剤を併用することで殺細胞効果を高くするとともに、間欠的に投与をくり返すことで白血病細胞を減少させて、休薬期間中に正常骨髄細胞の回復を図るという理論的裏づけに基づくものです。代謝拮抗薬やアントラサイクリン系抗生物質などを組み合わせて投与することで、急性白血病に治癒例が多数もたらされるようになりました。

急性白血病の化学療法が行われるようになって、長期生存例の報告が見られるようになったのは、わが国では一九六〇年ころからです。わが国での急性白血病の五年以上の長期生存例の報告は、小児では一九五七年、成人では一九六一年が最初です。

その後、長期生存例が次第に増え、一九八八年のアンケート調査の結果では、その時点で二二〇二例の長期生存例がありました。長期生存例をそのまま治癒例と断定することは早計でしょうが、一〇年以上完全寛解を維持している長期生存例はほぼ治癒例と考えてよいと思われます。

急性骨髄性白血病の治療成績の向上に大きく寄与した薬剤は、シタラビン（Ａｒａ‐Ｃ）とダウノルビシン（ダウノマイシン）です。Ａｒａ‐Ｃは代謝拮抗薬で、ダウノルビシンは抗腫瘍性抗生物質です。

Ａｒａ‐Ｃはピリミジンに類似した化合物で、リン酸化されてＡｒａ‐ＣＴＰになると殺細胞作用を発揮します。Ａｒａ‐ＣＴＰはＤＮＡポリメラーゼを阻害してＤＮＡ合成を選択的に抑制し、細胞周期ではＤＮＡ合成期（Ｓ期）に特異的に作用します。Ａｒａ‐Ｃが細胞周期特異的な薬剤とよばれるゆえんです。

ダウノマイシンは、アントラサイクリン系とよばれる抗腫瘍性抗生物質です。アントラサイクリン系薬は、ＤＮＡおよびＲＮＡポリメラーゼを抑制し、核酸合成を阻害します。Ａｒａ‐Ｃのような細胞周期特異性はなく、細胞周期のどこにいる細胞に対しても強力な殺細胞作用を示します。

## 細胞周期の時期によって薬の作用は異なります

　有核細胞はＤＮＡ合成を行って分裂することをくり返しています。抗腫瘍薬はその種類によって細胞周期のどこに作用するかが異なるので、白血病の化学療法においては、それぞれの薬剤の細胞周期での作用点と作用機序を考慮することが重要になります。

　細胞は、ＤＮＡ合成準備期（$G_1$期）からＤＮＡ合成期（Ｓ期）に入り、その後、分裂準備期（$G_2$期）を経て有糸分裂期（Ｍ期）で細胞分裂をします。

　スキッパー（Howard E. Skipper：一九一五年生まれのアメリカ人）は、

細胞周期と抗腫瘍薬の作用

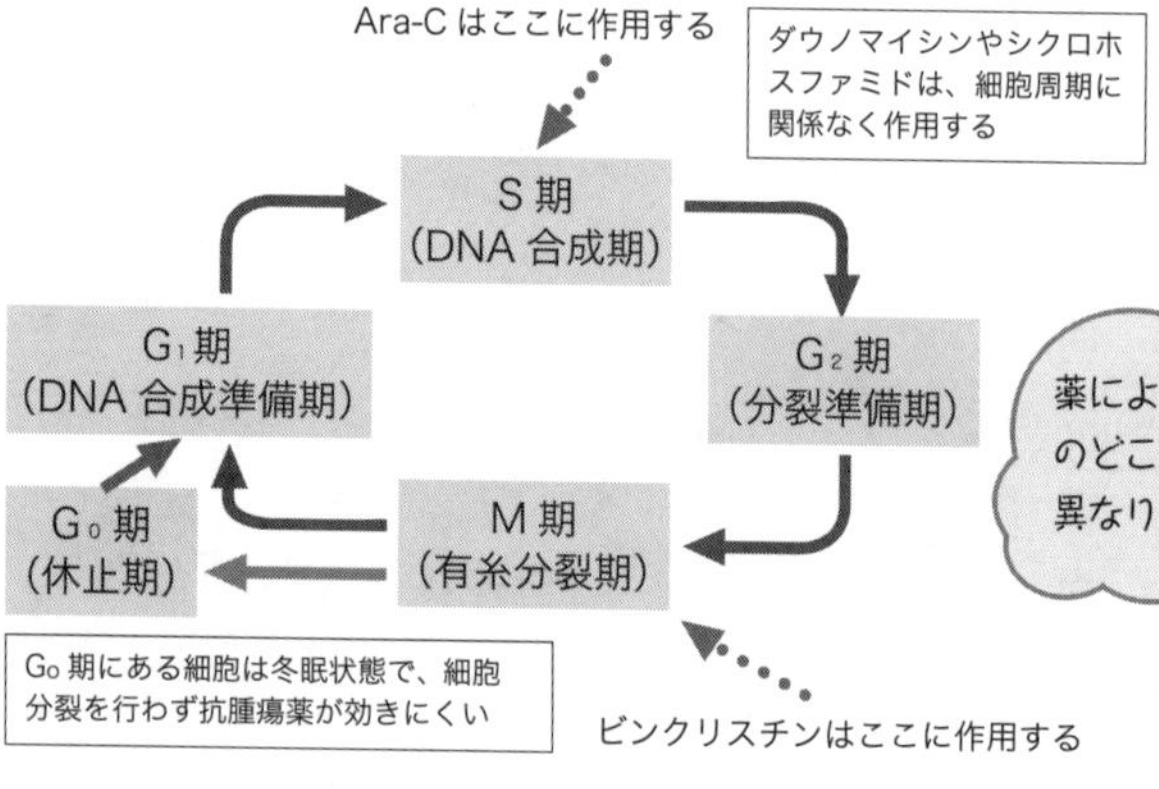


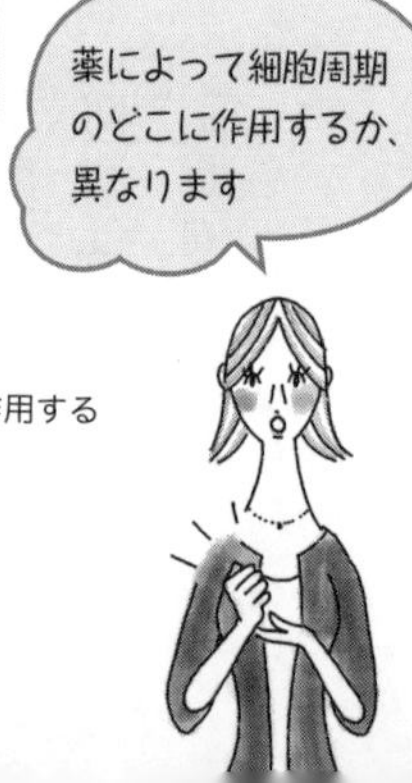
薬によって細胞周期のどこに作用するか、異なります

マウス白血病細胞を使って薬剤の細胞周期上の作用点についての詳細な研究を一九六〇年代に行いました。その結果、S期に特異的に作用する薬剤と、細胞周期とは無関係に作用する薬剤とがあることが明らかになりました。すべての抗腫瘍薬の作用点を細胞周期の時期によって分類することは難しいように思いますが、スキッパーの考えは、白血病の化学療法の理論上の一翼を担うものとなりました。

Ａｒａ‐Ｃは、Ｓ期に特異的に作用する代表的な薬剤です。したがって、細胞がＳ期に入ったときに接触しないと効果を発揮しないので、Ａｒａ‐Ｃは一定時間以上持続して投与しないと効果が少ないのです。Ａｒａ‐Ｃは投与量よりも投与時間に依存して効果を発揮する薬剤ということができます。

一方、細胞周期とは無関係に細胞に障害を与える薬剤があり、ダウノマイシンなどのアントラサイクリン系抗生物質やシクロホスファミドなどは、その代表的薬剤です。この場合は、薬剤と細胞との接触時間は短時間でも有効で、殺細胞作用は薬剤の投与量に比例するので、投与量に依存して効果を発揮する薬剤といえます。また、ビンクリスチンには、有糸分裂期（Ｍ期）の進行を止める作用があります。

そのほかに、正常の骨髄細胞は世代時間が二四時間前後であるのに対し、白血病細胞の世代時間は四〜五日と長いことをクラークソン（Bayard D. Clarkson：一九二六年生まれのアメリカ人で長らくニューヨークのスローン・ケタリング癌研究所で重きをなした）らは示しました。細胞周期の時期によって薬剤の作用が異なり、白血病細胞は正常骨髄細胞よりも細胞周期の時間が長いということが、多剤併用療法を間欠的に行うことの理論的背景となったのです。

Ａｒａ‐Ｃとダウノマイシンを併用

間欠的多剤併用療法の考え方

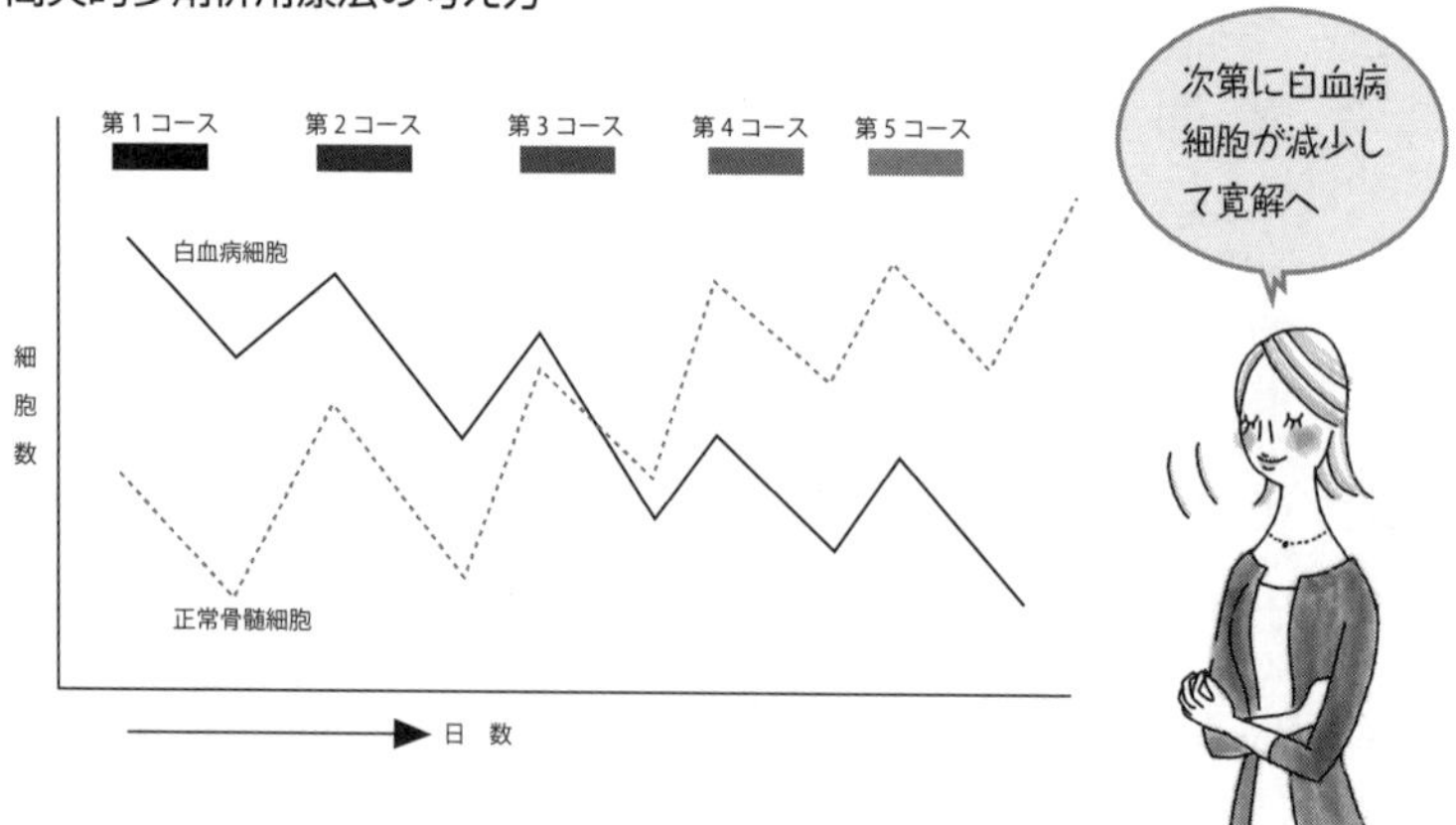

する場合に、Ａｒａ-Ｃは長時間の持続点滴として多くの細胞がＳ期に入ってＡｒａ-Ｃの殺細胞作用を受けるようにし、ダウノマイシンは細胞周期には関係ない薬剤なので短時間で投与して血中濃度を上げて殺細胞作用を発揮させるようにします。投与後には休薬期間をおくことで、白血病細胞よりも世代時間の短い正常細胞の回復を図ります。

次の治療コースでは、静止期にあって抗腫瘍薬の作用から免れていた細胞も分裂期に入ってＡｒａ-Ｃの作用を受けます。このようにして多剤併用療法を間欠的にくり返すと、次第に白血病細胞が減少して寛解状態に至ります。

## 急性骨髄性白血病の寛解へ――ＤＣＭＰ療法

急性骨髄性白血病の多剤併用療法として長期間にわたり広く用いられたのは、いわゆるＤＣＭＰ療法です。これは、ダウノマイシン、Ａｒａ-Ｃ、メルカプトプリン（６ＭＰ）、プレドニゾロンの併用療法で、わが国の急性骨髄性白血病の治療成績向上に大きく貢献しました。

東北大学の宇塚善郎博士は、ＤＣＭＰ二段療法と称して、白血病細胞の減少の程度に合わせて、薬剤を追加投与する方法を考案しました。これは、骨髄の有核細胞数が十分に減少する目標点を定めて、これに到達するように、患者さんによって薬剤の投与量を微調整するもので、優れた治療成績を示しました。

身長と体重から体表面積を算出し、それに合わせて一律に投与量を決めるという欧米のやり方に比べて、この二段療法は患者さんの反応を見ながら投与量を調節するというキメの細かさをもつものでしたが、プロトコルに記載しにくいという難点がありました。

ＤＣＭＰ療法のＡｒａ‐Ｃを、わが国で開発されたエノシタビン（ＢＨ‐ＡＣ）に替えたＢＨ‐ＡＣ・ＤＭＰ療法も長く用いられました。また、最近ではダウノマイシンの替わりに同じアントラサイクリン系のイダルビシン（ＩＤＲ）を用いるＩＤＲ・Ａｒａ‐Ｃ療法も広く用いられています。いずれにしても、これらの多剤併用療法のおかげで、急性骨髄性白血病の七〇～八〇パーセントが完全寛解に到達するようになりました。

## 寛解から治癒へ、白血病細胞は皆殺しにできる？

化学療法によって白血病細胞が減少し、白血病細胞は末梢血液からは消失し、骨髄中でもよくわからないくらいに少なくなり、正常の造血細胞が回復した状態を完全寛解とよびます。

通常の急性白血病の発症時には、体内におよそ$10^{12}$個の白血病細胞があり、それが治療によって減少し、完全寛解になっても、$10^7$～$10^8$個の白血病細胞が体内に残っていると推測されています。したがって、そのまま放置すれば必ず再発します。

再発を防ぐためには、再発する前に化学療法をくり返して、白血病細胞をどんどん少なくして治癒を目指そうとするのが現在の化学療法です。

白血病細胞が一個でも残っていると再増殖して白血病が再発するので、白血病細胞は一個残らず殺してしまわなければならない、すなわちすべての細胞を皆殺しにするということが強く主張され、多剤併用療法の理論的根拠の一つになっていました。

一方、がんの免疫療法という考えがあります。これは免疫学的機序によって体内の悪性細胞を除去しようとするもので、悪性細胞皆殺しとは異なる考え方です。急性白血病のように増殖が速い腫瘍は、ある程度強く叩かないと患者さんは腫瘍死になってしまいますが、最終的に治癒をもたらすのは免疫学的機序による腫瘍細胞の排除であるようです。

致死量の化学療法と放射線照射を行った骨髄移植でも白血病の再発があり、移植後の移植片対宿主病（ＧＶＨＤ）という免疫反応が強い方が再発が少ないという事実は、白血病を最終的に治癒に導くのは免疫反応であることを意味しています。

不治の病であった白血病に治癒がもたらされるようになったのは多剤併用療法が導入されてからです。多剤併用療法が普及してからも、いったい何年ぐらい治療したらよいのかがわからず、六年は治療した方がよい、などと議論されたことがありました。

現在は化学療法の期間は短縮に向かっていますが、長期間の化学療法が種々の副作用を生んだことも事実です。多剤併用療法によって白血病に治癒への道が開かれたのですが、なお険しい道のりが続いています。

## 骨髄移植とはどんな手法でしょうか?

骨髄移植は、白血病の根治的治療法です。骨髄移植は多くの先人の努力によって治療方法が確立し、現在では世界中の多くの施設で実施されています。骨髄移植のほかに、末梢血幹細胞移植や臍帯血移植も行われるようになり、造血幹細胞移植と総称されています。

造血幹細胞移植の普及により、白血病の治癒率は向上しました。しかし、移植には種々の合併症がつきものであり、難渋することも少なくありませんが、新しい対策についての研究も進行中です。造血幹細胞移植は、血液学、腫瘍学、免疫学、感染症学などを総合する分野ということができます。

化学療法によって白血病の治癒例が見られるようになっても、治癒率は満足すべきものではなく、治癒を目指す方法として骨髄移植が次第に浮上してきました。血液細胞は骨髄でつくられるので、造血の場である骨髄を正常なものに置換しようと試みるものが骨髄移植です。腎臓のような孤立した臓器を移植する場合は、臓器提供者（ドナー）から得た正常な臓器を被移植者（レシピエント）に手術によって移し植えるので理解しやすいと思います。しかし、骨髄は骨の中に広がっている臓器ですので、すべてを入れ替えることは、たやすくはありません。

骨髄内輸血と称して、血液や骨髄液を骨髄内に圧力を加えて注入することが行われたことがありましたが、これは造血に刺激を与えることを目的とし

骨髄移植の方法

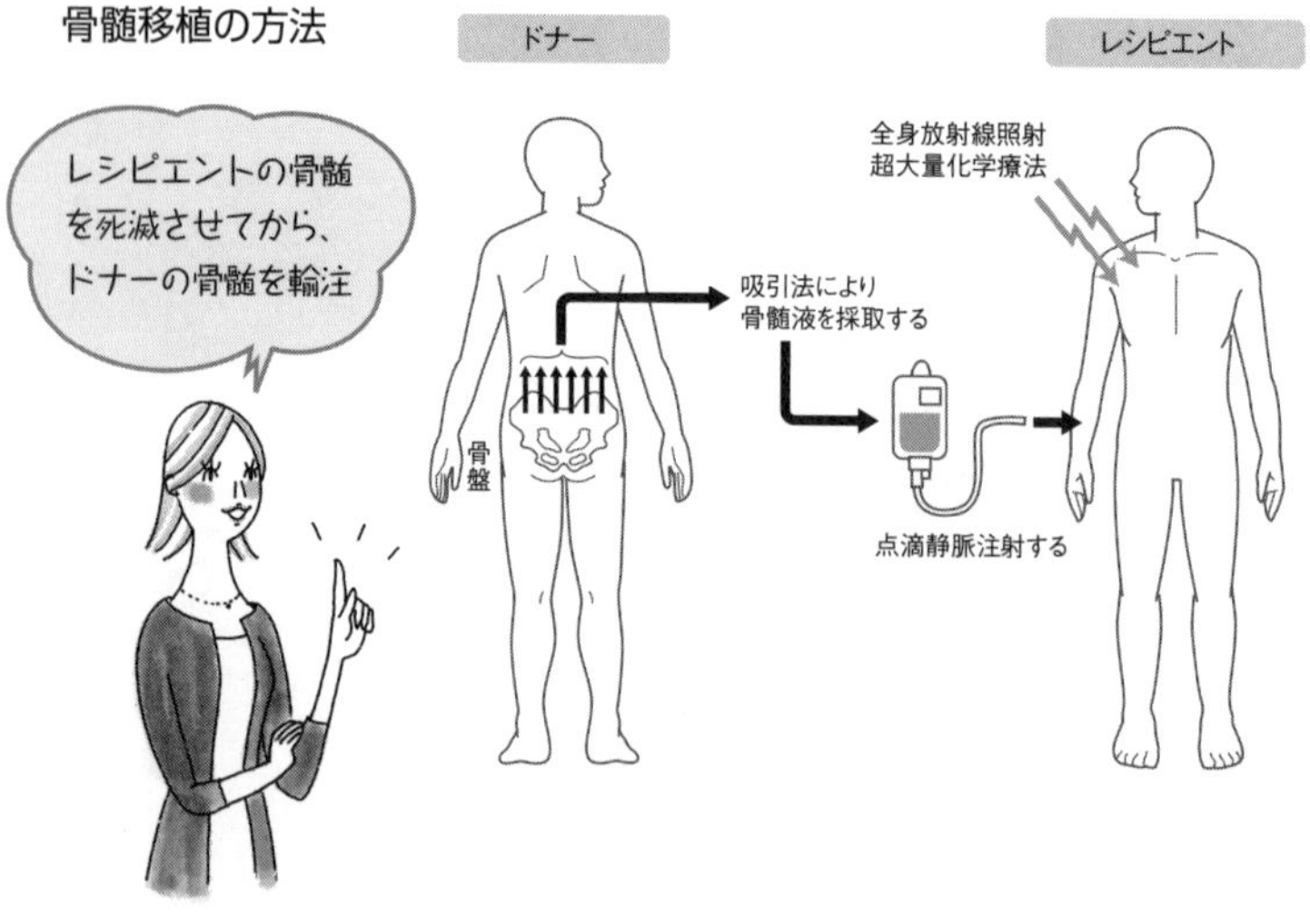

て行われたものであり、骨髄を入れ替えることにはなりません。骨髄内輸血はその後行われなくなりましたが、最近になって骨髄内骨髄移植という手法が登場して注目を集めています。

骨髄移植は、レシピエントの全身に致死量の放射線を照射し、大量の抗腫瘍薬を投与して、レシピエントの骨髄を死滅させ、ドナーから採取した骨髄液をレシピエントに輸注する方法です。点滴静脈注射された骨髄液に含まれている造血幹細胞が血流とともに流れて行って骨髄にたどり着き、そこで増殖し造血を開始することを生着とよんでいます。レシピエントの骨髄において、ドナー由来の造血が十分に回復すると、骨髄移植が成功するのです。

## 骨髄移植の歴史と世界中の試み

骨髄移植の歴史は意外に古く、一九三九年にオスグッド（Edwin E.Osgood：一八九九～一九六九、アメリカの優れた血液学者）らが、再生不良性貧血の患者さんに健康な人の骨髄細胞を静脈注射したことに始まります。

動物実験としては、ジェイコブソン（一九一一年生まれのアメリカの血液学者でシカゴ大学で活躍した。エリスロポエチンが腎臓で産生されることを一九五七年に見出したことでも有名）らは、マウスの脾臓を腹腔外に引っぱり出し、鉛で遮蔽して致死量の全身放射線照射をすると、三〇〜四〇パーセントのマウスが死から免れることを一九五〇年に報告しました。これは脾臓内に温存された造血幹細胞が、マウスを照射死から救うことを意味しており、骨髄移植の基本的原理を意味する実験でしたが、その当時は、必ずしも造血幹細胞の輸注が重要であるという考え方には到達していませんでした。その後、骨髄移植に関する多くの動物実験が行われ、組織適合抗原についての基礎的知見も少しずつ得られるに至りました。

ヒトに対する骨髄移植の本格的な試みは、一九五七年にトーマス（Edward Donnall Thomas：一九二〇年生まれのアメリカ人、骨髄移植の父）らが、慢性リンパ性白血病患者さんに全身放射線照射と化学療法を行った後にドナーの骨髄を静脈注射し、移植後一五〜二三日の間で患者さんの血中にドナータイプの赤血球の出現をみたことが挙げられます。これはドナー骨髄の一過性生着と考えられました。

一九五八年にフランスのマテ（Georges Mathé）らは、ユーゴスラビアでの原子炉事故の六名の被曝者に対して、事故後一四日目に胎児幹細胞の移植を、事故後二七〜三二日目に成人骨髄細胞の移植を行い、五名を回復させました。マテらは、被曝者の血液型が一時ドナータイプになったことから、移植は骨髄の回復に貢献したと考えましたが、被曝線量が致死量に達していないとか、ヒト白血球抗原を合致させていないのに移植片対宿主病が出現していないなどの事柄から、骨髄移植が本当に有効であったとは考えられていません。

その後、一九六〇年代には世界中でかなりの数の骨髄移植が試みられましたが、いずれも成績はよくありませんでした。わが国においても、白血病や再生不良性貧血などを対象として骨髄移植が試みられ、少数の長期生存例が認められました。

一方、基礎研究の領域においては、一九六一年にティル（James E. Till）とマッカラ（Ernest Armstrong McCulloch：一九二六年生まれのカナダ人でトロントのオンタリオ癌研究所で活躍した）は、脾臓コロニー法という造血幹細胞を定量する方法を確立し、CFU‐Sとよばれる多能性幹細胞の存在を確認しました。この研究によって、赤血球、白血球、血小板などの血液細胞が同一の造血幹細胞から分化することが証明され、CFU‐Sの定量が可能になり、骨髄移植の重要な基礎的裏づけがなされました。

移植に関しては組織適合性という問題があり、骨髄移植においてはヒト白血球抗原（HLA）が重要であることが明らかになりました。また、骨髄移植後には移植片対宿主病が起きることも広く認識されるに至りました。（一九七ページ参照）

現在、白血病などの血液悪性腫瘍の標準的治療法となっている骨髄移植は、世界の多くの先人の努力によって確立しましたが、急速に実施症例数が増加したのは一九八〇年代以降です。

多くの研究者のなかで、骨髄移植の確立にもっとも功績があったのはトーマス教授です。トーマス教授はシアトルのフレッド・ハッチンソン癌研究所で長年にわたり、動物実験と骨髄移植の臨床応用に精力を注ぎ、一九九〇年には、腎移植のマレイ教授（Joseph E. Murray：一九一九年生まれのアメリカ人）とともにノーベル生理学・医学賞を受賞しました。

トーマス教授の業績とともに骨髄移植の歴史を語るうえで忘れてならないことは、一九六八年にグッド博士（Robert A. Good：一九二二～二〇〇四、アメリカ人、免疫学の泰斗）らが、重症免疫不全症の小児に姉の骨髄を移植して成功させたことであり、これが世界最初の骨髄移植成功例とされています。

筆者が一九七七年にニューヨークのスローン・ケタリング癌研究所に留学したとき、研究所長はグッド先生でした。留学早々、何かのパーティーでグッド先生に紹介されたのですが、それからしばらくして、ある朝、研究所の入口でグッド先生に会ったので、「グッド先生、おはようございます（Good Morning, Dr. Good)」といったところ、グッド先生が筆者の顔を見て、「ウラベ先生、おはよう（Good Morning, Dr. Urabe)」といわれたので、心底びっくりしました。この先生は会った人の名前を、それも外国人の名前まで皆覚えているのだろうかと、畏怖に近い念を覚えたものでした。

日本でも散発的にいろいろな施設で骨髄移植が試みられていましたが、体制を整えて本格的に骨髄移植を行うようになったのは、一九七〇年代中ごろから、名古屋大学第一内科、金沢大学第三内科、大阪府立成人病センターにおいてでした。日本での初期の骨髄移植に関しては、金沢大学の服部絢一教授の『骨髄移植』が記念碑的著作です。

大阪府立成人病センターの正岡徹先生の『血液病おろおろ旅』を読むと、一九七六年七月に第一例目の骨髄移植を開始してから、二〇例近くが連戦連敗という苦労の連続が記されています。しかし、二一例目からは連戦連勝となるのですが、初期の苦労がしみじみ偲ばれます。

東大病院では、骨髄移植の第一例を一九八五年一一月三〇日に実施しました。東大に入学したばかりの一九歳のかわいらしい女子学生の急性骨髄性白血病症例でした。当時は高久史麿先生が第三内科の教授として着任されてまだ日が浅く、血液グループ（第六研究室）の一同も若く張り切っていました。筆者は血液グループの長として骨髄移植の陣頭指揮をとりましたが、幸いにして第一例目は成功しました。患者さんはその後、建築学を学んで東大を卒業し、今も元気に活躍しています。

東大ではその後、数例の骨髄移植をしたところで、当時の放射線科の教授が突然、「全身放射線照射は非人道的であるので実施できない」と理不尽なことを言って、全身放射線照射の実施を拒否しました。そのため東大病院では、骨髄移植の実施が中断されたまま数年以上が経過しましたが、その放射線科の教授は後に自殺しました。

非血縁ドナーからの骨髄移植の実施には骨髄バンクが不可欠であり、日本では骨髄移植推進財団が一九九一年一二月に設立され、二〇一〇年現在、ドナー登録者数は三七万人に達し、バンクからの移植例数も一二〇〇〇例を超えました。

## 移植医療の広がりと骨髄内骨髄移植

ドナーの骨髄細胞を輸注するのが通常の骨髄移植ですが、造血幹細胞は末梢血液中にも流れているので、末梢血液中の幹細胞すなわち末梢血幹細胞を採取して輸注するのが末梢血幹細胞移植です。そのほかに、臍帯血中にも造血幹細胞が豊富にあるので、臍帯血の幹細胞を輸注する臍帯血移植も行われるようになりました。臍帯血は出産後の胎盤から採取しますが、臍帯血バンクも設立されています。現在では、骨髄移植、末梢血幹細胞移植、臍帯血移植をまとめて造血幹細胞移植とよんでいます。

致死量の放射線照射や大量の抗腫瘍薬投与を移植前に実施する通常の前処置の替わりに、それほど骨髄がカラカラにならないような弱い前処置でも移植が成立することが知られるようになり、弱い前処置の移植、いわゆるミニ移植も行われるようになりました。ミニ移植は移植が可能な年齢を飛躍的に上昇させました。

造血幹細胞移植には、多くの合併症を伴います。移植片対宿主病（GVHD）がその代表であり、GVHDを抑えるための種々の免疫抑制薬が用いられます。免疫が抑制されるとますます感染症に罹患しやすくなるなど、合併症対策も重要になり、造血幹細胞移植に伴う苦難の道は果てしがないのです。

骨髄内輸血といって、骨髄内に骨髄液を無理矢理注入することが行われていたことがありましたが、似て非なるものとして、採取した骨髄細胞を長管骨の髄腔内に移植する新しい方法があります。これは関西医科大学の池原進教授が考案した手法で、骨髄内骨髄移植といいます。

通常の骨髄移植の場合は、造血幹細胞を輸注することはできますが、間葉系幹細胞の多くは輸注されません。間葉系幹細胞は、骨髄の造血微小環境を構築する骨髄ストローマ細胞をはじめとして、脂肪細胞や骨細胞などにも分化する能力をもっています。骨髄内骨髄移植では、造血幹細胞ばかりでなく間葉系幹細胞も一緒に移植されます。

また、通常の造血幹細胞移植では、細胞は点滴静脈注射によって輸注され

骨髄内骨髄移植の方法

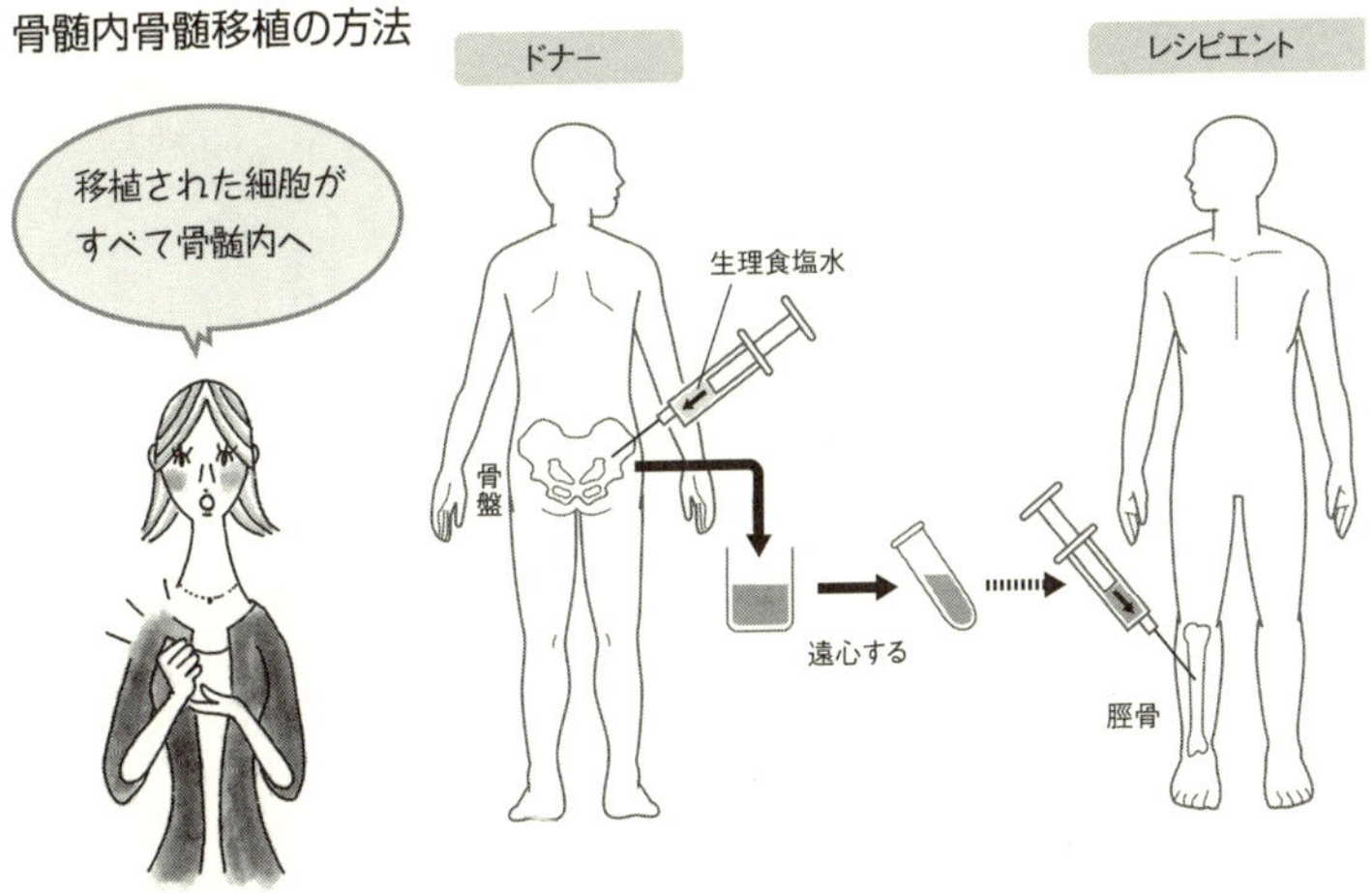

るために、多くの細胞が骨髄にたどり着く前に、肺の毛細血管を通るときに細網内皮系細胞に捕捉されてしまうのですが、骨髄内骨髄移植では移植された細胞がすべて骨髄内に入るという利点があります。加えて、GVHDが少ないなどの特徴もあります。骨髄内骨髄移植は今後の展開が期待され、現在治験が進行中です。

## 化学療法における狙い撃ち、分子標的療法

白血病細胞を体内から消失させれば、白血病は治癒します。通常の多剤併用化学療法は白血病細胞と正常細胞とを区別せずに攻撃するので、白血病細胞だけを消失させることができるか否かは不確実です。造血幹細胞移植は治癒を目指すさらに積極的な手段であり、白血病の治療成績の向上に大きく貢献していますす。しかし、移植にも、再発、生着不全、GVHDなど克服すべき課題が多いのです。

分子標的療法は、悪性腫瘍細胞のもつ分子生物学的異常を攻撃する治療法であり、化学療法が一段進歩したものということができます。分子標的療法は白血病の治療に向けて有力な戦力となるものです。現在では、白血病ばかりでなく、ほかの悪性腫瘍の領域においても応用が広がっています。

白血病に限らず悪性腫瘍に対する化学療法は、細胞の増殖を抑制する薬剤を投与することが多く、薬剤の作用は悪性細胞ばかりでなく正常細胞にも及びます。したがって、悪性細胞をやっつけようとすると正常細胞も傷害されます。がん化学療法には副作用がつきもので、しばしば強い骨髄抑制を伴うのも、化学療法薬が悪性細胞と正常細胞とを区別せずに傷害するからです。

化学療法では、治療後の正常細胞と悪性細胞の回復の速度の違いによって、有効か無効かが分かれます。正常細胞の方が悪性細胞よりも早く回復すれば、化学療法を繰り返すことによって悪性細胞の絶対数をどんどん減少させることができます。しかし、悪性細胞の回復の方が早ければ、化学療法は無効です。

通常の化学療法では、個々の患者さんにおける治療効果は、やってみないとわからないという点があります。しかし、悪性細胞だけを選択的にやっつけることができれば、悪性腫瘍の化学療法はもっとうまくゆくはずです。悪性細胞がもっていて正常細胞がもっていない特徴を見つけて、その特徴を攻撃することができれば、悪性細胞だけをやっつけられるはずです。

悪性腫瘍についての分子生物学的な解明が進むなかで、それぞれの悪性腫瘍に特異的な分子生物学的特徴が見出されるようになり、それらの分子標的に狙いを定めて攻撃し、治療効果を出そうとするものが分子標的療法なのです。白血病ではほかのがんに先駆けて分子標的療法が開発されました。

## 分子標的治療薬で慢性骨髄性白血病の経過が変貌

慢性骨髄性白血病（ＣＭＬ）は、白血球増加や脾腫を伴う慢性期がしばらく続いてから、急激に悪化する急性転化という時期を迎えると薬剤が効かなくなるというのが、これまでの経過でした。種々の化学療法薬が用いられましたが、いずれも症状の緩和は得られても、全体の経過を改善するものではありませんでした。

　ＣＭＬでは、九番と二二番の染色体の相互転座の結果、二二番染色体が短くなりフィラデルフィア染色体とよばれます。フィラデルフィア染色体上にはＢＣＲ／ＡＢＬという異常遺伝子が出現し、これがＣＭＬという病気を引き起こしている大本であることが明らかになっています。

　一九八〇年代後半になってから、インターフェロンを皮下注射によって投与するとフィラデルフィア染色体が減少し、なかには消失する例があることが示されました。インターフェロンの登場は、長年不変であったＣＭＬの経

イマチニブの構造

一般名：メシル酸イマチニブ（Imatinib Mesilate）
分子式：$C_{29}H_{31}N_{7}O \cdot CH_{4}O_{3}S$
分子量：589.71
構造式：

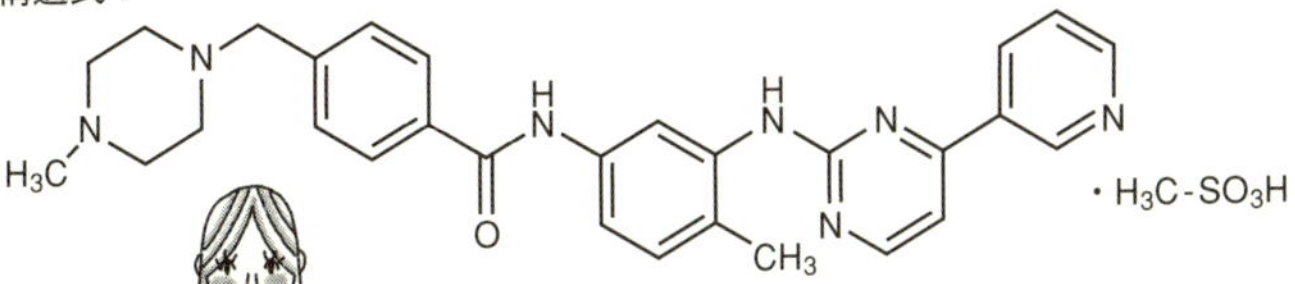


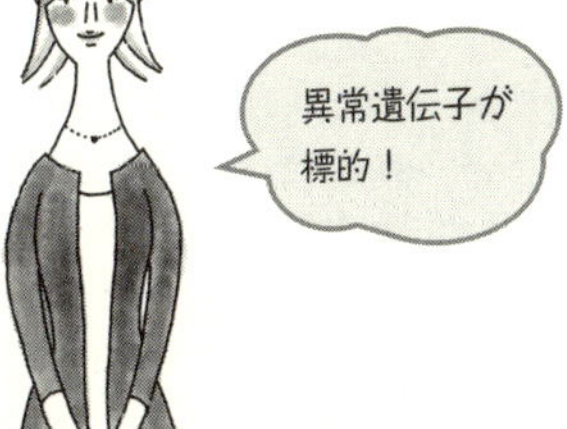

過を改善し、生存率を有意に向上させましたが、有効率は十分とはいえませんでした。

一九九六年になって、ＢＣＲ／ＡＢＬ遺伝子を標的とする分子標的治療薬が開発されました。これはイマチニブ（グリベック®）という薬剤であり、ＢＣＲ／ＡＢＬチロシンキナーゼに結合して、その活性を阻害し、ＣＭＬの病勢の進行を食い止めます。イマチニブは経口薬であり、インターフェロンを毎日注射するよりも楽であり、そのうえ、治療成績が大変優れています。

ＣＭＬという病気は、いずれは急性転化を迎えて不幸な転帰をとるとされ

イマチニブの作用

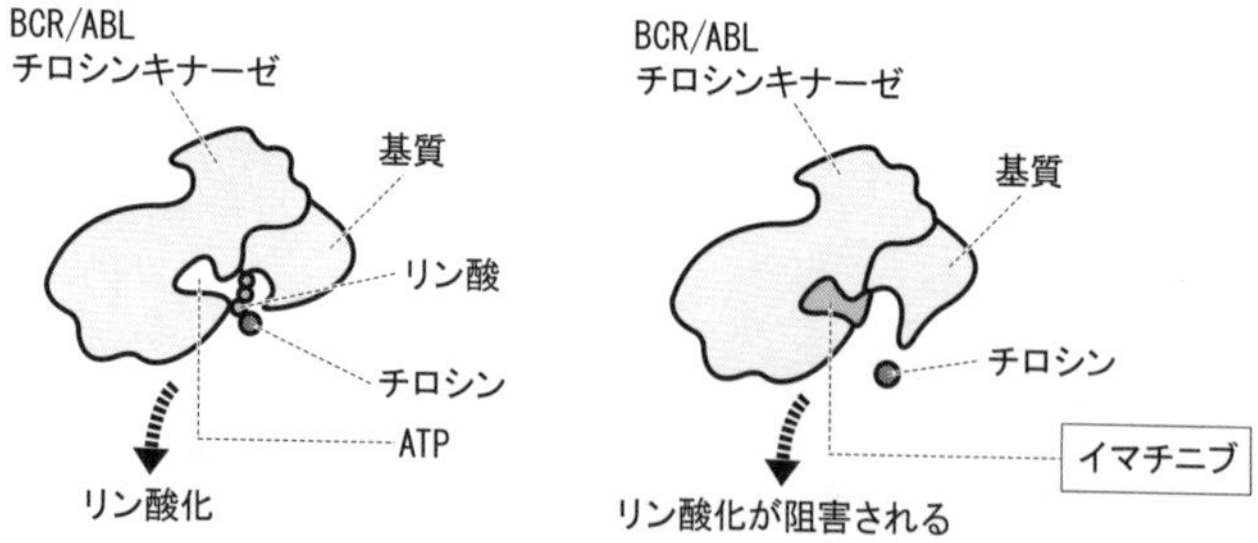


（Goldman JM らの原画による）

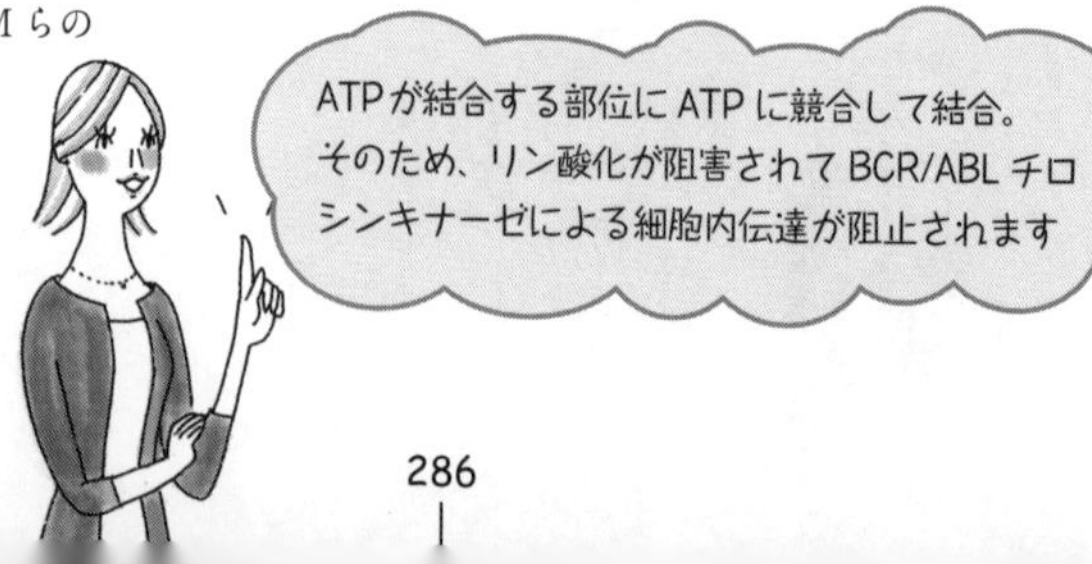

ATPが結合する部位にATPに競合して結合。そのため、リン酸化が阻害されてBCR/ABLチロシンキナーゼによる細胞内伝達が阻止されます

てきましたが、イマチニブが用いられるようになってから急性転化になる比率が激減しました。しかしながら、イマチニブによって完全な治癒がもたらされるという確証は、いまだ得られていません。イマチニブに改変を加えた薬や同様の効果を狙った薬も次々に登場しており、ＣＭＬは全体としてどのような経過をとるのかがよくわからないほど変わってしまいました。

## 白血病細胞を殺さずに更生させる、分化誘導療法

急性前骨髄球性白血病（ＡＰＬ）は出血傾向が強く出やすく、以前は急性白血病のなかでも予後が悪い代表的な病型でした。出血傾向は播種性血管内凝固という特殊な病態によるもので、血管内で血液の凝固が亢進するために血小板や凝固因子が消費され、その結果出血しやすくなるのです。

従来は、ＡＰＬでは発症初期に出血が起こりやすく、脳出血などを併発する頻度が高かったのですが、ビタミンＡの誘導体を投与すると、未分化であった

白血病細胞が分化し成熟して、悪性度がなくなることが知られるようになりました。

白血病細胞に薬剤を加えることによって細胞を分化させようという実験は、一九七〇年代から数多く行われました。悪性細胞を分化させることによって病気を治すことを目的としたもので、悪性の細胞を殺すのではなく、分化させることによって更生させるという考えで、分化誘導療法とよばれるものです。実験では、ビタミンAやビタミンDをはじめ、ホルボールエステルなどという物質の効果が試されていました。

APLでは、一五番と一七番の染色体の相互転座が起きますが、一七番染色体上にはビタミンAの受容体の遺伝子が存在します。ビタミンAはレチノイン酸が別名であり、ビタミンAの仲間をレチノイドとよびます。APLでは染色体転座によってPML‐RARαという異常遺伝子が形成されます。RARαはレチノイン酸受容体αを意味しています。

一九八八年に中国の上海第二医科大学の王教授のグループが、二四名のAPL患者さんに全トランス型レチノイン酸（ATRA）を投与して、一名を除く二三名にＡＴＲＡのみで寛解が得られたと発表しました。ＡＴＲＡを経口投与するとＡＰＬの白血病細胞が分化し、血球減少を起こさずに完全寛解がもたらされるのであり、従来の化学療法とはまったく異なる作用機序による白血病治療です。

現在では、イダルビシンなどの抗腫瘍薬の間欠投与にＡＴＲＡ連日投与を組み合わせる方法が普及して、九〇パーセント以上の患者さんに寛解がもたらされるようになり、予後が悪かったＡＰＬはもっとも治療成績のよい急性白血病になりました。ＡＴＲＡ以外のレチノイド製剤として、東大薬学部の首藤紘一教授らが開発したタミバロテンも、再発または難治性のＡＰＬに用いられています。

そして、またもや中国のグループから、ヒ素を主に含む薬剤を静脈内に投与することによって、ＡＰＬ二三例中一一例（六五・六パーセント）が完全寛解に、四例（一二・五パーセント）が部分寛解に到達し、計七八・一パーセントの寛解率を得たと、一九九二年に中国の雑誌に中国語で報告されました。

ヒ石の主要成分は亜ヒ酸（三酸化ヒ素）であるので、上海の王教授らはＡＴ

ＲＡ投与で再発したＡＰＬ患者一五名に三酸化ヒ素を点滴静脈注射で投与しました。その結果、三酸化ヒ素のみを投与した一〇名中九名（九〇パーセント）に完全寛解が得られ、他剤を併用した五名を加えると、一五名中一四名が完全寛解に到達しました。

ヒ素のＡＰＬに対する作用はＰＭＬ‐ＲＡＲα遺伝子を消失させることのようですが、ＡＴＲＡとは異なった機序の可能性があります。現在では、三酸化ヒ素は再発または難治性のＡＰＬの治療薬として広く用いられています。

## 分子標的療法は今後のがん化学療法の主流

個々の白血病細胞のもつ性質を標的とするものでは、ＣＤ33という表面形質に狙いを定めたゲムツズマブオゾガマイシンという薬があります。また、悪性リンパ腫では腫瘍細胞がＣＤ20という表面形質をもっていることが多く、ＣＤ20に対するリツキシマブという抗体が治療薬として広く用いられています。

そのほかの固形腫瘍の領域でも種々の分子標的治療薬が開発されており、分子標的に対応する治療薬の探索は、今後も白血病をはじめとするがんの化学療法の進歩を担う主要な潮流になるものと思われます。

## ともに闘った患者さんとの思い出

白血病の治療に長い間かかわってきましたので、思い出す事柄も少なくありません。東大病院の第三内科の医局にいたころは、研究生活をしながら患者さんを担当していましたが、なぜかそのころのことが思い出されます。

ある急性骨髄性白血病の患者さんは中央官庁のお役人で、何度も再発しながら、その都度もちこたえるということをくり返していました。その当時、私は渋谷の南平台に住んでおり、その患者さんは比較的近くの目黒区東山の公務員住宅に住んでいました。患者さんの具合が悪くなったとの連絡を受けて駆けつけ、救急車を呼んで私も同乗して東大病院に向かったことが一度ならずありました。その患者さんは、名字が太平洋戦争当時の有名な戦艦と同じだったので、再発しても必ずよみがえるということで、病棟では不沈戦艦とよばれていました。

不沈戦艦にも沈む日が来ましたが、そのころ急性前骨髄球性白血病の若い女性が入院しました。分化誘導療法のないころでしたが、何とか完全寛解に導入できました。彼女は職場の若い男性と結婚したばかりだったので、次の治療を待つまでの退院のときに、くれぐれも妊娠しないようにと注意を与えました。しかし、彼女は妊娠しました。そして、妊娠中に白血病が再発しました。お腹の赤ちゃんがすでに大分育っていたので、苦労して出産までこぎつけ、帝王切開で元気な赤ちゃんが生まれました。続いて彼女に白血病の治療を施しましたが、彼女を助けることはできませんでした。彼女のお母さんが東北の田舎から出て来て、赤ちゃんを抱いて帰って行きましたが、あの赤ちゃんももうとっくに成人に達したはずです。田舎のお母さんは、その当時の私にはおばあさんに見えましたが、赤ちゃんを育てるのにずいぶん苦労をしたことだろうと思います。

東大第三内科の先輩で、糖尿病を専門としているある医師の親戚の女性が急性白血病になりました。その先生は、スイスのジュネーヴで長年にわたり糖尿病の研究に従事した方でしたが、自分で病棟の受け持ち医になって親戚の女性の治療にあたりました。白血病の化学療法を熱心に勉強し、海外の文献もつぶさに読んで、病気の経過表を長いグラフ用紙にまとめて奮闘しました。何度も入退院をくり返して患者さんは結局亡くなりましたが、その先生は多剤併用による化学療法の限界を見たのではないかと思います。その先生は、その後、ある成人病研究所の所長として活躍されました。

病棟で患者さんともっとも長い時間接するのは看護婦さんたちです。今は看護師といいますが、女性の看護師はやはり〝看護婦さん〟といった方がなじみがあります。

当時の東大病院で熱心に働いていたある若い看護婦さんが、急性白血病で入退院をくり返していた若い男性に恋をしました。相思相愛のようでした。しかし、彼は再発し、再発した白血病は当時は絶対的に予後不良だったので、周囲のわれわれは、この先どうなるのだろうとはらはら気をもみました。避けることのできない悲しい日が来て、彼女の動揺は激しく、しばらく仕事を休まざるを得ませんでした。しかし、多くの患者さんを治療する使命をもつ医療人として彼女は復帰し、その後も東大病院の血液疾患や骨髄移植の病棟に勤務して、今は婦長（これも昔の呼び名ですが）になって活躍しています。

最近嬉しいことは、忘れかけていた人から思いがけず声をかけられ、「以前お世話になりました。移植を受けて元気になりました」といわれることです。私は、移植の副作用は大丈夫かと、その人の皮膚などを見るのですが、白血病も治るようになったのだとあらためて実感する瞬間です。患者さんの笑顔は、私を勇気づけてくれる何物にも替えがたい福音です。

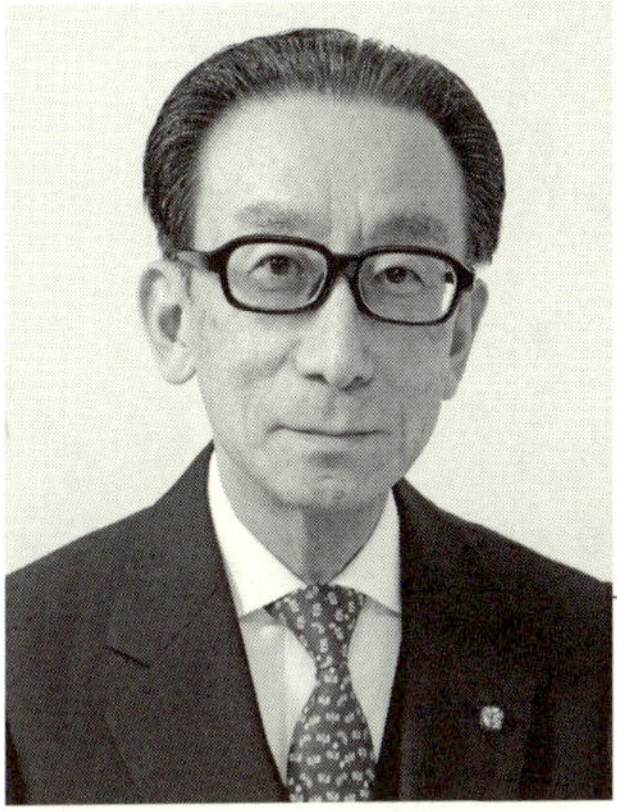

*P r o f i l e*

Akio Urabe

浦部 晶夫

| | |
|---|---|
| 1946年（S21） | 4月1日生まれ、千葉県出身 |
| 1973年（S48） | 東京大学医学部卒<br>東京大学医学部附属病院で研修 |
| 1975年（S50） | 東京大学医学部第三内科入局 |
| 1977〜1979年（S52〜54） | 米国ニューヨーク市<br>スローンケタリング癌研究所およびロックフェラー大学留学 |
| 1980年（S55） | 医学博士（東京大学） |
| 1981年（S56） | 東京大学医学部第三内科助手 |
| 1987年（S62） | 宮内庁東宮侍医、東京大学医学部講師 |
| 1989年（H 1） | 宮内庁侍医兼東宮侍医、帝京大学医学部助教授 |
| 1991年（H 3） | 関東逓信病院（現・NTT関東病院）血液内科部長 |
| 2006年（H18） | NTT関東病院 予防医学センター所長 |
| 2010年（H22） | 第34回日本鉄バイオサイエンス学会学術集会会長<br>日本医師会優功賞受賞 |
| 2011年（H23） | NTT関東病院顧問<br>日本経済新聞社保健センター所長 |

専門：内科学、血液学、エリスロポエチン、造血因子、再生不良性貧血、白血病

# 索引（に～ろ）（A～P）

# 索引（あ～な）

貧血と血液の病気

2011年3月20日　初版第1刷発行
2011年11月1日　初版第2刷発行

[著　者]　浦部晶夫
[発行者]　赤土正幸
[発行所]　株式会社インターメディカ
〒102-0072
東京都千代田区飯田橋2-14-2
TEL：03-3234-9559
FAX：03-3239-3066
URL：http://www.intermedica.co.jp
[編　集]　赤土正明
[装　丁]　阿部由実
[本文デザイン]　藪 ふく子
[イラスト]　石川けい子
[印　刷]　凸版印刷株式会社

ISBN978-4-89996-279-3
定価はカバーに表示してあります。